颈 椎 病

主　编：武登龙　郭玉兰

编　者（以姓氏笔画为序）：

丁　黎　于　杰　于　强

仇　波　白雅君　刘自平

刘丽红　曲　华　唐彤丹

 中国协和医科大学出版社

图书在版编目（CIP）数据

颈椎病／武登龙，郭玉兰主编．—北京：中国协和医科大学出版社，2015.4

（常见病预防训练掌中宝）

ISBN 978-7-5679-0126-1

Ⅰ．①颈…　Ⅱ．①武…　②郭…　Ⅲ．①颈椎-脊椎病-预防（卫生）　Ⅳ．①R681.501

中国版本图书馆 CIP 数据核字（2014）第 156056 号

常见病预防训练掌中宝

颈椎病

主　　编：武登龙　郭玉兰
责任编辑：吴桂梅

出版发行：**中国协和医科大学出版社**
　　　　　（北京东单三条九号　邮编 100730　电话 65260431）
网　　址：www.pumcp.com
经　　销：新华书店总店北京发行所
印　　刷：北京朝阳印刷厂有限责任公司

开　　本：710×1000　1/16 开
印　　张：10
字　　数：150 千字
版　　次：2015 年 6 月第 1 版
印　　次：2018 年 12 月第 5 次印刷
定　　价：23.00 元

ISBN 978-7-5679-0126-1

前　言

　　一直以来，颈椎病被认为是中老年人的常见病、多发病，然而，近年来由于互联网、游戏机的使用，长时间相对固定的低头坐姿，造成青少年、中青年人群颈椎病发病增多的趋势。越来越多的人希望了解颈椎病是怎么得的？如何诊断？如何治疗？如何预防？人们习惯根据平时积累的健康知识，自己选择一些治疗方法，将自我治疗和自我调养作为自我保健最主要的途径之一。因此，我们编写了此书，希望读者拿到此书就如同请来了一位家庭医生一样，随时能得到专业、及时、贴心的帮助。

　　本书通过读者自测的形式与读者互动，从专业角度阐述关于颈椎病及其相关知识。内容分为上篇、下篇两大部分。上篇为"颈椎病知识自测"，下篇为"预防训练"。其中，"颈椎病知识自测"部分由"自测题"和"重点提示"组成。"自测题"可以使读者准确、快速地的掌握颈椎病的相关知识，"对"就是"对"，"错"就是"错"，一目了然，避免受到模棱两可概念的干扰。由于每道自测题目都简洁明了，节约了读者大量的阅读时间；避免了长时间阅读的乏味感，增加了可读性与互动性。"重点提示"是针对"自测题"做出的简要说明，方便读者更好地理解颈椎病的相关知识。"预防训练"部分针对每个训练动作都有文字介绍及配图，读者照图做就可以，训练方法操作简便，实用性非常强。只要能够长期坚持训练，就会有意想不到的收获。

　　本书适用于关注自身健康的人群，可作为颈椎病患者家庭治疗和自我调养康复的常备用书，也可供基层医护人员参考使用。

　　由于我们水平有限，书中不当之处在所难免，欢迎广大读者批评指正。

编　者

2015 年 3 月

目　录

上 篇

颈椎病知识自测

一、颈椎病基本知识

	是	否
1. 颈椎病泛指颈段脊柱病变后所表现出的各种病理状态。	☐	☐
2. 颈椎是人体日常活动中关节旋转活动次数最频繁的脊柱节段。	☐	☐
3. 颈椎病是单纯的颈椎疾病。	☐	☐
4. 颈椎病引起的脑广泛性供血不足，将导致全身多种疾病。	☐	☐
5. 颈椎病治疗的关键在于使颈椎康复，改善脑供血，高血压血管反应便会自行消失，由此达到多病同治、健脑强身的目的。	☐	☐
6. 颈椎错位、颈椎骨质增生、软组织损伤、颈椎间盘突出症、"落枕"、"低头症"、颈肩背手的疼痛和麻木无力等均是颈椎病的症候群。	☐	☐
7. 小关节和各种韧带的退变是颈椎病发生发展中最基本和最关键的基础。	☐	☐
8. 90%以上的颈椎病患者均有不同程度的咽喉部炎症。	☐	☐
9. 先天性椎体融合、颅底凹陷等情况易于诱导颈椎病的发生。	☐	☐
10. 椎管狭窄者不易发生颈椎病，预后相对较好。	☐	☐
11. 由于各种原因所造成的人体代谢失常者，特别是钙、磷代谢和激素代谢失调者，往往容易发生颈椎病。	☐	☐
12. 健康人枕高应在 12~20 厘米，仰卧时颈椎前屈角应在 20°~25°。	☐	☐
13. 颈椎病的临床类型中，创伤性颈椎病最为常见，颈椎病早期反复落枕的患者多属于此型。	☐	☐
14. 脊髓型颈椎病以位置性眩晕或体位性摔倒、头痛、恶心、呕吐，或耳鸣、耳聋、视物不清、舌活动障碍、血压异常、肢体麻木、感觉异常、持物容易落地等症状而就诊。	☐	☐
15. 椎动脉型颈椎病患者在临床上常伴有神经根型颈椎病症状。	☐	☐
16. 椎动脉型颈椎病是中老年人的常见病、多发病。	☐	☐
17. 颈源性心绞痛应用一般治疗心绞痛的药物也有一定的疗效。	☐	☐

答案：

1. 是　　2. 是　　3. 否　　4. 是　　5. 是　　6. 是　　7. 否　　8. 是　　9. 是
10. 否　　11. 是　　12. 否　　13. 否　　14. 否　　15. 是　　16. 否　　17. 否

重点提示：

◆ 颈椎病泛指颈段脊柱病变后所表现出的各种病理状态。它是因颈椎间盘退行性改变引起颈椎椎管或椎间孔变形、狭窄，刺激、压迫颈部脊髓、神经、血管，造成其结构或功能性损害所引起的临床表现。

◆ 颈椎病不单纯是颈椎的疾病，而是一种临床综合征。

◆ 椎间盘的退行性改变是颈椎病发生发展中最基本和最关键的基础。另外，小关节和各种韧带的退变也是主要原因。

◆ 研究表明，90%以上的颈椎病患者均有不同程度的咽喉部炎症。颈椎与咽喉毗邻，两者之间的淋巴循环存在着密切联系。咽喉部的细菌、病毒等炎性物质可以播散到颈椎部的关节及周围的肌肉、韧带，使肌张力下降、韧带松弛、破坏局部的完整性与稳定性，最终导致颈椎病的发生。

◆ 椎管狭窄者更易于发生颈椎病，而且预后也相对较差。

◆ 健康人枕高应在6~12厘米，仰卧时颈椎前屈角应在15°~20°。

◆ 颈型颈椎病在临床上最为常见，颈椎病早期，反复落枕的患者多属于此型，应及时治疗，如不及时正确治疗，症状会逐渐加重。

◆ 脊髓型颈椎病以慢性进行性四肢瘫痪为主要特征。具体临床症状有早期双侧或单侧下肢麻木、疼痛、僵硬、发抖、无力，行走困难，继而双侧上肢发麻，握力减弱，容易失落物品。

◆ 椎动脉型颈椎病患者常以位置性眩晕或体位性摔倒、头痛、恶心、呕吐，或耳鸣、耳聋、视物不清、舌活动障碍、血压异常、肢体麻木、感觉异常、持物容易落地等症状而就诊。此型患者在临床上常伴有神经根型颈椎病症状。

◆ 神经根型颈椎病是中老年人的常见病、多发病，男性多于女性，此型的发病率占颈椎病的56.74%。

◆ 颈型心绞痛应用一般治疗心绞痛的药物无效，按颈椎病治疗却能收到明显效果。

	是	否
18. 颈型颈椎病临床上极为常见，是最早期的颈椎病，也是其他各型颈椎病共同的早期表现。	☐	☐
19. 椎动脉型颈椎病是指因为椎动脉受刺激、压迫，造成以椎-基底动脉供血不足为主要症状的综合征，可产生耳鸣、偏头痛、眩晕、猝死等症状。	☐	☐
20. 椎体骨刺是颈椎病的主要病理变化之一，也是放射科诊断颈椎病的重要依据。	☐	☐
21. 关节骨刺的形成是骨端的韧带本身受到过多的张力牵拉所致。	☐	☐
22. 骨刺多发部位的顺序为：颈 6、颈 7、颈 5、颈 4、颈 3、颈 2、颈 1。	☐	☐
23. 随着年龄的增长，患骨质增生人数呈递增趋势。	☐	☐
24. 颈椎病患者的 X 线片显示，颈椎可有不同程度的骨质增生或骨赘形成。	☐	☐
25. 颈椎骨标本实体检测发现，常见增生部位为颈椎 4~6，以颈椎 5 的增生率最高，各部位增生率以钩突、椎体上下缘和关节突为最多。	☐	☐
26. 进行手术治疗予以切除是治疗骨刺的最有效方法。	☐	☐
27. 颈韧带钙化会引起严重的症状。	☐	☐
28. 从颈椎病的发病年龄来说，中老年患者的发病率最高。	☐	☐
29. 颈椎病首先表现为骨质增生，多发生在肌肉及韧带、关节囊等附着部，在颈椎上多出现在关节突、钩突关节部及椎体的软骨缘。	☐	☐
30. 临床上，男性神经根型颈椎病比女性多，中年以上者多于青年人。	☐	☐
31. 颈椎退变最主要和最直接的因素是颈椎长时间处于曲屈位或某些特定体位。	☐	☐
32. 现代医学将颈部痉挛、强直、疼痛所致的头颈部转动失灵、活动障碍为主要症状的疾病，称为斜方肌综合征或颈肩背部急性纤维组织炎。	☐	☐
33. 颈胃综合征的治疗，主要在于防治骨质增生，改善自主神经营养，包括调节交感神经和自主神经功能。	☐	☐
34. 颈性眩晕常见于脊髓型颈椎病或神经根型颈椎病。	☐	☐

答案：

18. 是　19. 是　20. 是　21. 是　22. 否　23. 是　24. 是　25. 是　26. 否
27. 否　28. 是　29. 否　30. 是　31. 是　32. 是　33. 是　34. 否

重点提示：

◆ 关节骨刺的形成是骨端的韧带本身受到过多的张力牵拉所致，故推断向四周膨隆的椎间盘组织推挤椎体周围的骨膜与韧带，使之受到张力牵拉，即可形成骨赘。

◆ 骨刺多发部位的顺序为：颈5、颈6、颈7、颈4、颈3、颈2、颈1。

◆ 据统计，40岁以上的人有45%~50%会出现骨质增生。60岁以后，80%以上的人或多或少会出现骨质增生，随着年龄的增长，患骨质增生人数呈递增趋势。

◆ 颈椎骨标本实体检测发现，常见增生部位为颈椎4~6，以颈椎5的增生率最高，达83%，各部位增生率以钩突、椎体上下缘和关节突为最多，是因为颈脊柱屈伸活动时的应力集中于该部位，因而易发生劳损。

◆ 骨刺切除手术难度大，对医疗设备要求高，周围软组织创伤大，整个手术过程充满着危险，患者不易接受；即使手术成功，术后的护理、功能的恢复至少需要半年，手术3年复发率仍高达1/4以上。因此手术治疗不是最好的方法，最积极有效的防治方法是早发现，多选择几种有效的非手术方法进行早期治疗。

◆ 颈韧带钙化不仅不会引起严重的症状，它还可以增加颈椎的稳定性，起到对颈椎的制动作用，减缓颈椎病的进一步发展。

◆ 从发病年龄来说，中老年患者的发病率最高。据统计，颈椎退变的发病在中年时为50%，至70岁以后可达100%。

◆ 颈椎病首先是颈椎间盘的退变，髓核水分减少，弹性下降，纤维环纤维变性破裂，退变后的椎间盘很容易造成损伤而促使颈椎病的发生。其次为骨质增生，多发生在肌肉及韧带、关节囊等附着部，在颈椎上多出现在关节突、钩突关节部及椎体的软骨缘。另外，尚有韧带的退变，如黄韧带肥厚、前纵韧带和后纵韧带骨化、项韧带劳损钙化。

◆ 颈源性眩晕常见于交感神经型颈椎病或椎动脉型颈椎病。前者由于颈部交感神经受到病理性刺激，使分布于椎动脉壁的交感神经末梢过度兴奋，引起椎动脉血管壁痉挛，导致椎动脉供血不足，影响大脑基底动脉供血而致眩晕。椎动脉型颈椎病是颈性眩晕的另一个原因。由于椎动脉受到直接压迫性刺激，阻断了椎动脉的血流，造成了严重的大脑基底动脉供血不足、脑缺血而引起眩晕。

	是	否
35. 颈源性眩晕以头颈部位置性眩晕为特点，头颈部转动或侧屈到特定位置时发作，位置回复后症状消失。	☐	☐
36. 对于交感型颈椎病患者，除了拍 X 线片外，还可以通过高位硬膜外封闭或颈交感神经封闭的方法进行诊断性治疗。	☐	☐
37. 所有颈椎病都会造成瘫痪和大小便障碍。	☐	☐
38. 某患者在出现其他症状之前，首先出现下肢发硬，行走不稳，走路头重脚轻，犹如在棉花上行走一样，该患者可诊断为脊髓型颈椎病。	☐	☐
39. 多数颈后交感神经综合征患者先有头面颅脑症状，颈部症状很少，患者常感觉颈部疲劳、有碾轧音、有僵硬感，转头时发生眩晕。	☐	☐
40. 颈-腰综合征的患者腰部活动受限并出现疼痛，骑车困难，但可正常行走。	☐	☐
41. 神经根型颈椎病患者的预后良好。	☐	☐
42. 颈椎病临床辨证分型大多分为太阳经督脉型、痹证型、气滞血瘀型、痰瘀交阻型、气血两虚型和肝肾不足型等六型。	☐	☐
43. 由于感受风寒湿邪，出现头项肩背疼痛、颈项强硬、肢体酸痛麻木为痹证型颈椎病的特点，苔薄白或白腻、舌质淡红或紫暗、脉浮缓或浮紧为本证型的诊断要点。	☐	☐
44. 头颈肩背疼痛，眩晕恶心，胸脘满闷，甚至神昏摔倒等痰瘀表现为痰瘀交阻型颈椎病的诊断要点。	☐	☐
45. 颈椎由颈段椎骨（7 个）、椎间盘（6 个）和与其相应的椎体、椎弓组成的椎管和椎间孔，而且有 8 对颈神经从这些椎间孔穿过。	☐	☐
46. 脊髓型颈椎病的发病率高，发病率居其他各型颈椎病之首。	☐	☐
47. 中央型脊髓型颈椎病是脊髓的前角和后角细胞受损引起的一系列症状，以后角运动细胞受损者多见。	☐	☐
48. 颈椎病的局部疼痛多呈刺痛。	是	否
49. 颈椎病的放射痛症状表现为：疼痛分布区和患节脊神经分部区相一致，多为刺痛，常伴有麻木感。	☐	☐

答案：

35. 是　36. 是　37. 否　38. 是　39. 是　40. 否　41. 否　42. 是　43. 否
44. 是　45. 是　46. 否　47. 否　48. 否　49. 是

重点提示：

◆ 由于颈椎病变造成脊髓、神经等的刺激和压迫，少数患者可以出现瘫痪和大小便障碍。这些症状是严重的，但发病率并不高，仅发生于某些特殊病例，不是每例颈椎病患者都会造成瘫痪的。

◆ 个别患者在出现其他症状之前，首先出现下肢发硬，行走不稳，走起路来头重脚轻，犹如在棉花或海绵上行走一样，这些症状往往是脊髓型颈椎病的早期表现，要立刻到医院就诊，以便明确诊断，避免错过治疗时机。

◆ 颈-腰综合征时，由于椎管内间隙减小，当腰椎处于后伸位时，椎管长度缩短，管腔内压急剧升高，因此腰部后伸受到限制。但腰部伸直或略向前屈时，椎管可恢复到原来宽度，症状也立即消失或缓解。因此，患者行走会感到困难，但骑车感觉还正常。

◆ 多数颈椎病患者预后良好；神经根型颈椎病预后不一，其中麻木型预后良好，萎缩型较差，根痛型介于二者之间。

◆ 由于感受风寒湿邪，出现头项肩背疼痛、颈项强硬、肢体酸痛麻木为太阳经督脉型的特点，苔薄白或白腻、舌质淡红或紫暗、脉浮缓或浮紧为本证型的诊断要点。

◆ 痰瘀交阻型颈椎病的主要症状为头颈肩背疼痛，眩晕恶心，胸脘满闷，心悸不宁。转颈时症状加重，甚至神昏摔倒。身重乏力、四肢麻木，可同时兼有头重如裹，咽喉梗塞不利，呕吐，腹胀，饮食不香或有耳鸣、耳聋，视物模糊，肌肉萎缩，口干口苦，烦躁等。舌暗胖，苔腻或黄腻，脉弦滑或细涩。头颈肩背疼痛，眩晕、恶心，胸脘满闷，甚至神昏摔倒等痰瘀表现为本证型的诊断要点。

◆ 脊髓型颈椎病的发病率较其他各型颈椎病低。

◆ 中央型脊髓型颈椎病又称"上肢型"脊髓型颈椎病，是脊髓的前角和后角细胞受损引起的一系列症状。以前角运动细胞受损者多见。也因为动脉受压或遭受刺激所致。

◆ 颈椎病的局部痛多呈钝痛或隐痛，少数是刺痛，这是由于椎间关节位置改变引起颈部肌肉平衡失调所致。

	是	否
49. 椎体束型脊髓型颈椎病是由于中央型颈椎病病变加重，使脊髓的椎体束受到压迫和损伤而引起的一系列症状。	☐	☐
50. 椎体束型脊髓型颈椎病的病状多为双侧下肢，单侧较少见。	☐	☐
51. 颈椎病的好发部位最常见于第5~6颈椎。	☐	☐
52. 颈椎病的间歇期和慢性期患者需要长期休息。	☐	☐
53. 颈椎骨质增生就是颈椎病。	☐	☐
54. 夏天是治疗颈椎病的最佳时机。	☐	☐
55. 颈椎邻近部位的感染肿胀会引起颈椎病。	☐	☐
56. 经常落枕是颈型颈椎病的表现。	☐	☐
57. 颈椎间盘突出多数情况下直接影响椎动脉。	☐	☐
58. 以椎节退变为主的颈椎病患者，仰伸位会促进病情发展。	☐	☐
59. 以椎管狭窄及黄韧带松弛为主的颈椎病患者，仰伸位会加重病情。	☐	☐
60. 毫无防备的急刹车，可能会引起颈部肌肉或韧带的过度牵拉损伤，这种损伤主要涉及肌肉的细小部分肌原纤维，并不涉及粗大的肌腹。	☐	☐
61. 良性阵发性位置性眩晕较为常见，是因特定的头位改变而诱发，多与耳石病、头颅外伤，及耳部疾病等有关。	☐	☐
62. 肌萎缩性侧索硬化症患者颈椎椎管前后径狭窄，脊髓碘油造影椎管不畅通可资鉴别。	☐	☐
63. 颈椎病患者颈椎棘突位置有明显移位和压痛，锁骨上、锁骨下及腋下三压痛点有压痛。	☐	☐
64. 颈动脉型颈椎病易与多发性硬化症相混淆。多发性硬化症有时脑脊液胶体金曲线异常且球蛋白升高。	☐	☐
65. 颈椎后纵韧带骨化症病变先出现下肢症状，之后出现上肢症状。	☐	☐

答案：

49. 是 50. 是 51. 是 52. 否 53. 否 54. 是 55. 是 56. 是 57. 否
58. 否 59. 是 60. 是 61. 是 62. 否 63. 否 64. 是 65. 否

重点提示：

◆ 颈椎的好发部位之所以最常见于第5~6颈椎，是由于头颈部的负荷（包括自身重量与各种运动的负荷）集中于下颈段，并以第5~6颈椎的压应力最大，尤其是长期低头伏案的工作者，第5~6颈椎常处于高压力、高扭曲力状态，这样第5~6颈椎最易、最早、最重地发生退变。

◆ 正常脊柱各段因人体生理需要均有一定弯曲弧度，此称为生理曲度。颈椎生理曲度的存在可增加颈椎的弹性，减轻和缓冲重力的震荡，防止对脊髓和大脑的损伤。

◆ 颈椎病急性发作期或初次发作的患者要注意适当休息，病情严重的要卧床休息2~3周。但时间不宜过长，以免发生肌肉萎缩、组织粘连、关节粘连等变化，阻碍颈椎病康复。所以颈椎病的间歇期和慢性期应适当参加工作，并不需要长期休息。

◆ 多数颈椎骨质增生的患者无任何症状，这显然不能诊断为颈椎病。一部分人表现出颈部症状，但除神经根型颈椎病外，多数是骨性关节炎或感应痛，这也不可以诊断为颈椎病。只有骨质增生和脊髓、神经根、椎动脉、交感神经症状相符合时，才能作出颈椎病的判断。

◆ 夏天天气炎热，颈部血液循环加快、颈椎关节韧带肌肉变舒展、神经复苏变活跃，正是治疗颈椎病的最佳时机。

◆ 不正确体位是造成颈椎病发生与发展的主要原因之一。以椎节退变为主者，前屈位将会增加椎间隙内压而促进病情发展。以椎管狭窄及黄韧带松弛为主者，仰伸位则会加重病情。因此，如果选择中立位，或是其他有利于病情的体位将颈部加以固定与制动，有利于患者的康复。

◆ 良性阵发性位置性眩晕较为常见，是因特定的头位改变而诱发的阵发性短暂眩晕，为常见的前庭末梢器官病变。亦称为管耳石病或耳石病。主要是由于耳石器异位所引起，也可能与下列疾病有关或继发于下列疾病：①耳石病（迷路老年变性，或退变椭圆囊变性及耳石膜脱落后进入并沉积于半规管，特别是后半规管）；②外伤（颅脑外伤、血管病变引起内耳微循环障碍，特别多发于轻度头颅外伤后数天及数周，或头部加速减速时所致的外伤）；③耳部疾病（如中耳及乳突感染、迷路炎后，梅尼埃病缓解期，突聋）等。

◆ 肌萎缩性侧索硬化症患者颈椎椎管前后径不狭窄，脊髓碘油造影椎管畅通可资鉴别。

◆ 体征上，颈椎棘突位置多排列整齐，没有明显移位和压痛，但臂丛神经锁骨上、锁骨下及腋下三压痛点有压痛。

◆ 颈椎后纵韧带骨化症病变先始于脊髓中心，出现上肢症状，之后逐渐波及锥体束外侧部，出现下肢症状。

二、颈椎病的危害

	是	否
1. 颈椎病病变可压迫交感神经，导致听力下降。	☐	☐
2. 颈椎病病变可造成大脑供血不足，造成睡眠障碍。	☐	☐
3. 轻度颈椎偏位是导致脱发、白发和严重秃发的原因之一。	☐	☐
4. 冬季要谨防颈源性眩晕病发生。	☐	☐
5. 颈椎病有很多种表现，其中颈源性眩晕最为常见。	☐	☐
6. 慢性压迫性颈脊髓病可导致肺通气功能减退。	☐	☐
7. 颈椎病可导致颈源性脑血管疾病。	☐	☐
8. 椎动脉造影中，由于动脉与静脉受损伤未痊愈会形成假性动脉瘤或动静脉瘘。	☐	☐
9. 颈椎病手术中比较常见的并发症有迷走神经损伤、喉返神经损伤和喉上神经损伤。	☐	☐
10. 颈椎病能引发慢性胃炎。	☐	☐
11. 颈椎病患者病变刺激、压迫或损伤第一、二、三对颈神经可引起头痛，特别以枕部为重。	☐	☐
12. 颈椎病会引起顽固性乳房疼痛，多为双侧性，多见于中老年妇女。	☐	☐
13. 人因患牙周病、龋病、磨耗、紧咬牙、夜间磨牙、失牙、单侧咀嚼等不良咬合情况时，可出现颈肩肌肉酸胀疼痛、头昏等症状。	☐	☐
14. 如果颈椎病压迫刺激了枕下神经，则出现头后部疼痛。	☐	☐
15. 如果颈椎病压迫刺激神经组织，则产生头晕、恶心等症状。	☐	☐
16. 颈椎病有时会出现胸肩部症状和反应。	☐	☐
17. 颈椎病分型中，神经根型临床发病率最高。	☐	☐
18. 颈椎病分型中，交感神经型颈椎大多有手麻症状。	☐	☐

答案:

1. 是　　2. 是　　3. 是　　4. 是　　5. 是　　6. 是　　7. 是　　8. 是　　9. 是

10. 是　11. 是　12. 否　13. 是　14. 否　15. 否　16. 是　17. 是　18. 否

重点提示:

◆ 颈椎病能引起大脑神经系统、血液供养系统的供给不足，也使供给头发的营养受到阻碍，造成脱发和白发。

◆ 冬季颈椎病患者病变部位容易发炎、水肿，引发脑供血紊乱，从而形成颈源性眩晕。颈椎病有很多种表现，其中颈源性眩晕最为常见。

◆ 颈椎退行性病变所致的慢性压迫性颈脊髓病可以对患者的感觉与运动系统造成损害，有较高的致残率，严重影响患者的生活和工作能力。近年来医学研究发现，该病还损害机体内脏功能，特别是患者的肺功能。

◆ 椎动脉造影导致的局部并发症：①桡动脉搏动减弱或消失：是由于血管的痉挛或血栓形成而致。②假性动脉瘤或动静脉瘘：这是因为动脉与静脉受损伤而未痊愈所致。③出血、感染和正中神经损伤。

◆ 临床发现，一些交感型的颈椎病患者大多都伴有消化道的症状，经胃电图、胃镜检查证实有慢性胃炎，胃液分析发现患者存在着不同程度的胆汁反流。

◆ 颈椎退变、胸廓出口综合征等都可引起顽固性乳房疼痛，多呈慢性疼痛，疼痛的程度往往是和颈部位置有关，并与其他颈神经根症状呈正比。多为单侧乳房疼痛，以中老年妇女多见。

◆ 上下牙齿的咬合接触轻微改变时，头的位置发生了变化，下颌骨的位置也就发生了改变。相应上下牙列咬合不正、不平衡也就打破了头部垂直位置的姿态肌肉链。造成左右两侧、下颌以及头颈部四组肌肉的生理功能不和谐一致和损坏平衡，出现颈肩肌肉酸胀疼痛、头昏等症状。

◆ 如果颈椎病压迫刺激了枕下神经（分布于头顶两侧），则出现头顶两边疼痛；如果颈椎病病变压迫刺激了枕小神经，则出现头后部疼痛；如果颈椎病病变压迫刺激的不是神经组织，而是刺激压迫了穿过横突孔的椎动脉，则产生头晕、恶心症状。

◆ 颈椎病分型较多，有颈型、神经根型、脊髓型、椎动脉型、交感神经型、混合型等，其中，神经根型临床发病率最高。神经根型颈椎病患者大多有手麻症状，而其他类型颈椎病少有或无手麻的症状。

三、颈椎病的诊断及检查

	是	否
1. CT 是诊断和定位椎管狭窄的较准确的方法，可以测量椎管的各径线及面积，观察椎管形态，了解其骨及软组织的情况，显示椎管内受压迫的程度。	□	□
2. X 线片可以排除肿瘤与炎症。	□	□
3. CT 可以观察骨质和软组织结构，进一步明确脊椎的先天性畸形情况。	□	□
4. 颈椎病的临床表现和影像学所见相符合者，可以得到确诊。	□	□
5. 只有影像学表现异常而无颈椎病临床症状者，不能诊断颈椎病。	□	□
6. 某患者，临床表现为头晕、眼花、手麻、心动过速、心前区疼痛等一系列交感神经症状，X 线片有失稳或退变、椎动脉造影阴性等。该患者可诊断为神经根型颈椎病。	□	□
7. 神经根型颈椎病具有较典型的根性症状（麻木、疼痛），且范围与颈脊神经所支配的区域相一致。	□	□
8. 神经根型颈椎病压头试验或臂丛牵拉试验阳性。	□	□
9. 患者表现为头痛、眩晕、记忆力减退，头转一侧时头晕加重，重时出现恶心、呕吐伴脑梗死或脑萎缩症状，此患者可诊断为神经根型颈椎病。	□	□
10. 椎动脉型颈椎病：X 线片上显示椎体后缘骨质增生、椎管狭窄。	□	□
11. 脊髓型颈椎病：X 线片显示节段性不稳定或钩椎关节骨质增生。	□	□
12. 交感型颈椎病：需与冠心病、神经官能症等疾病相鉴别，在排除上述疾病后才能诊断为交感型颈椎病。	□	□
13. 颈椎及颈肩部组织的检查是对临床患者一项最基本的检查方法。	□	□
14. 颈椎病病变后期，棘突间的压痛位置一般均与受累椎节相一致。	□	□

答案：

　1. 是　　2. 否　　3. 是　　4. 是　　5. 是　　6. 否　　7. 是　　8. 是　　9. 否

10. 否　11. 否　12. 是　13. 是　14. 否

重点提示：

◆ 若 X 线片证实的病灶，CT 能明确病变的范围，椎体及附件的情况，病变是否侵犯了椎管及椎间孔，有没有椎旁的肿块，病变是否为侵蚀性，病变是多血管还是无血管，组织有无钙化、坏死及囊性变等。对临床怀疑有脊椎病变而平片阴性或可疑者，CT 可以明确提示有无骨质的异常。

◆ 目前，颈椎病的最新诊断标准为：①临床表现和影像学所见相符合者，能确诊。②具有典型颈椎病临床表现而影像学所见正常者，需注意除外其他疾病后才能诊断颈椎病。③只有影像学表现异常而无颈椎病临床症状者，不能诊断颈椎病。

◆ 交感神经型颈椎病临床表现为头晕、眼花、手麻、心动过速、心前区疼痛等一系列交感神经症状，X 线片有失稳或退变，椎动脉造影阴性等。

◆ 神经根型颈椎病的诊断依据：①具有较典型的根性症状（麻木、疼痛），且范围与颈脊神经所支配的区域相一致。②压头试验或臂丛牵拉试验阳性。③影像学所见与临床表现相符合。④痛点封闭而显效（诊断明确者可不做此试验）。⑤排除颈椎外病变（胸廓出口综合征、肱骨外上髁炎、腕管综合征、肘管综合征、肩周炎、肱二头肌腱鞘炎等）所致以上肢疼痛为主的疾病。

◆ 椎动脉型颈椎病主要症状为头痛、眩晕、记忆力减退，头转向一侧时头晕加重，重时出现恶心、呕吐伴脑梗死或脑萎缩。

◆ 脊髓型颈椎病的诊断依据：①临床上出现颈脊髓损害的表现。②X 线片上显示椎体后缘骨质增生、椎管狭窄。影像学证实存在脊髓压迫。③排除肌萎缩性脊髓侧索硬化症、脊髓肿瘤、脊髓损伤、继发性粘连性蛛网膜炎、多发性末梢神经炎。

◆ 椎动脉型颈椎病 X 线片显示节段性不稳定或钩椎关节骨质增生。多伴有交感神经症状。

◆ 压痛点的部位与颈部的解剖定位关系密切，尤其是病变的早期，棘突间的压痛位置一般均与受累椎节相一致。但对于后期病例，由于椎间关节周围韧带已硬化或骨化及骨赘的形成，则压痛点反而不明显。

	是	否
15. 做颈椎运动检查时，患者要固定双肩，躯干不参与运动。	☐	☐
16. 患者头颈部前屈，向左右旋转活动，如颈椎出现疼痛即为试验阳性，提示颈椎骨关节病，表明颈椎小关节有退行性变。	☐	☐
17. 颈椎间孔挤压试验阳性见于颈椎间盘脱出症或颈椎病。	☐	☐
18. 颈椎间孔分离试验阳性多为椎动脉型颈椎病。	☐	☐
19. 臂丛神经牵拉试验或加强试验，只有神经根型颈椎病为阳性。	☐	☐
20. 臂丛神经牵拉试验，颈丛病变最易出现阳性。	☐	☐
21. X 线平片（包括正位、侧位和过屈过伸侧位平片）是最基本的影像学检查，对了解颈椎骨骼结构的基本状况是必不可少的检查。	☐	☐
22. 颈椎病诊治中，单纯依赖 CT、磁共振成像（MRI）检查而忽视临床体检是应当避免的一种诊断误区。	☐	☐
23. 对存在发育性颈椎管狭窄的患者选择后路减压术式，是提高手术疗效的重要方法。	☐	☐
24. 在非手术治疗中，推拿治疗是最有效的方法，被公认为是治疗颈椎病之首选疗法，特别对颈型、神经根型、颈动脉型有较好的疗效。	☐	☐
25. 颈 2、颈 6、颈 7 棘突正常后突为生理现象。	☐	☐
26. 肩胛骨内上角为神经根型颈椎病最常见的压痛点，可作为诊断颈椎病的重要体征之一。	☐	☐
27. 颈椎前屈时下颌可触及胸骨柄，正常可达 45°。	☐	☐
28. 直臂抬高试验中，下位神经根型颈椎病多见，前斜角肌综合征、肋锁综合征亦为阳性。	☐	☐
29. 颈椎压迫试验，亦称颈下压试验阳性多见于椎动脉型颈椎病。	☐	☐
30. 椎间孔挤压试验阳性多见于椎动脉型颈椎病。	☐	☐
31. 椎间孔分离试验时，上肢疼痛、麻木减轻者为阳性，见于椎动脉型颈椎病；头晕、耳鸣等症状减轻见于神经根型颈椎病。	☐	☐

答案：

15. 是　16. 是　17. 是　18. 否　19. 否　20. 否　21. 是　22. 是　23. 是
24. 是　25. 是　26. 是　27. 是　28. 是　29. 否　30. 否　31. 否

重点提示：

◆ 颈椎间孔挤压试验又称为压顶试验，先让患者将头向患侧倾斜，检查者左手掌放在患者头顶部，右手握拳轻轻叩击左手背部，使力量能向下传递，如引起颈痛，且向上肢端放射即为阳性。见于颈椎间盘脱出症或颈椎病。

◆ 颈椎间孔分离试验又称为引颈试验，怀疑有神经根型病变者，让患者端坐，检查者双手分别托住患者下颌，并以胸或腹部顶住患者枕部，逐渐向上行颈椎牵引，逐渐扩大椎间孔。如果出现上肢麻木、疼痛等症状减轻或有颈部轻松感，则为阳性，多见于神经根型颈椎病。

◆ 臂丛神经牵拉试验：患者取坐位，检查者立患侧，一手扶患侧头部，一手握患侧腕部，然后两手向相反方向推拉，若出现患侧上肢放射性疼痛、麻木为阳性，如再迫使上肢内旋，则为加强试验，神经根型颈椎病为阳性，臂丛损伤、前斜角肌综合征亦为阳性。该试验颈丛、臂丛病变均可出现阳性，臂丛病变最易出现。

◆ 目前脊髓型颈椎病的手术根据入路分前路和后路。前路减压属于直接减压，即直接去除致压物；后路减压是间接减压，即通过扩大椎管，让脊髓后移，从而避开致压物。实践证明，对脊髓型颈椎病及原有发育性颈椎管狭窄者，如采取前路减压，往往出现减压范围不够、减压不彻底、易复发甚至无效等现象。因此，对存在发育性颈椎管狭窄的患者选择后路减压术式是提高手术疗效的重要方法。

◆ 颈椎压迫试验，亦称颈下压试验：患者取坐位，医者单手或双手置于患者头部，逐渐加压用力，患肢疼痛、麻木加重者为阳性，神经根型颈椎病多见。

◆ 椎间孔挤压试验：患者取坐位，医生站立于患者后面，患者头向患侧倾斜并后伸，医生双手手指交叉，向下压按患者头部，患肢疼痛加重为阳性，多见于神经根型颈椎病。

◆ 椎间孔分离试验：患者取坐位，医者双手分别托住患者下颌和枕部向上牵引，上肢疼痛、麻木减轻者为阳性，见于神经根型颈椎病；若有头晕、耳鸣等症状减轻者见于椎动脉型颈椎病。

	是	否
32. 前斜角肌加压试验阳性多为神经根型颈椎病。	☐	☐
33. 头前屈旋转试验中，颈椎疼痛者为阳性，多见于颈椎骨关节病。	☐	☐
34. 患者取坐位，屈颈低头，如出现沿肩背向下放射至腰腿的疼痛、麻木为阳性，多见于脊髓型颈椎病。	☐	☐
35. 患者取坐位，然后仰头伸颈，出现疼痛、麻木、头晕、耳鸣，回到自然位或低头屈颈位时症状缓解或消失，为上关节增生或移位。	☐	☐
36. 钩椎关节为颈椎病 X 线片（正位片）观察的重点。	☐	☐
37. 正常颈椎有生理性前凸，呈弧形排列，以颈 3 最甚。	☐	☐
38. 椎间隙的改变对诊断椎间盘病变有重要意义。	☐	☐
39. 关节突关节增生，可从后方挤压椎间孔而形成椎动脉型颈椎病，临床上最为常见。	☐	☐
40. 颈椎病 X 线片（斜位片）主要观察椎间孔形态是否正常，钩椎关节、椎间关节有无增生。	☐	☐
41. 后纵韧带骨化多位于椎体后缘中部，也可偏于一侧，骨化表现为横条形、结节形、三角形，骨化与椎体后缘可见条形间隙。	☐	☐
42. 磁共振成像（MRI）能从轴面、矢状面、冠状面上显示脊髓、蛛网膜下腔、硬膜外间隙与脊柱的关系。	☐	☐
43. 颈椎病，尤其是颈型、神经根型颈椎病与颈部风湿病都有颈部疼痛、活动不利、颈部压痛等，临床上应注意鉴别。	☐	☐
44. 颈椎病的血沉增快、抗"O"可增高，颈部风湿病血沉、抗"O"均正常。	☐	☐
45. 椎动脉型颈椎病与梅尼埃病的表现都是以眩晕为主，梅尼埃病疲劳、精神刺激可发病。	☐	☐
46. 平板运动试验中，颈椎病表现为阳性，冠心病表现为阴性。	☐	☐
47. 颈椎病的眩晕呈一过性，脑动脉硬化的眩晕呈持续性。	☐	☐

答案：

32. 是	33. 是	34. 是	35. 是	36. 是	37. 否	38. 是	39. 否
40. 是	41. 是	42. 是	43. 是	44. 否	45. 是	46. 否	47. 是

重点提示：

◆ 前斜角肌加压试验：患者取坐位，医生拇指按压锁骨上窝，患肢出现疼痛、麻木者为阳性，多为神经根型颈椎病，前斜角肌综合征亦可出现。

◆ 头前屈旋转试验：患者取坐位，前屈头部，然后左右旋转，颈椎疼痛者为阳性，多见于颈椎骨关节病。

◆ 钩椎关节为颈椎病 X 线片（正位片）观察的重点，钩椎关节增生、变尖外翻可刺激或压迫颈神经根、椎动脉而产生神经根型、椎动脉型颈椎病，为颈椎病产生的重要原因。

◆ 正常颈椎有生理性前凸，呈弧形排列，以颈 4 最甚，生理曲度变浅、消失、反张，一方面导致颈椎结构改变，各方受力不平衡；另一方面牵拉椎动脉，产生椎动脉刺激或压迫症状。

◆ 正常时颈椎前缘椎间隙为（3.8±0.5）毫米，后缘间距为（1.9±0.28）毫米，老年人因椎间盘退行性病变而变窄，年轻人若髓核突出或脱出，间隙也可变窄，椎间盘往后脱出的多，故多显示后间隙变窄，所以椎间隙的改变对诊断椎间盘病变有重要意义。

◆ 关节突关节增生，可从后方挤压椎间孔而形成神经根型颈椎病，临床上最为常见。

◆ 颈椎病，尤其是颈型、神经根型颈椎病与颈部风湿病都有颈部疼痛、活动不利、颈部压痛等，临床上应注意鉴别。化验中：颈椎病的血沉、抗"O"均正常，颈部风湿病血沉增快、抗"O"增高的表现。

◆ 椎动脉型颈椎病与梅尼埃病的表现都是以眩晕为主。有颈部劳损史，颈旋转可诱发椎动脉型颈椎病；疲劳、精神刺激等因素可诱发梅尼埃病。

◆ 平板运动试验中，颈椎病表现为阴性，冠心病表现为阳性。

四、颈椎病的治疗

（一）物理治疗

	是	否
1. 应用天然或人工制造的声、光、电、热及磁等物理因子作用于人体，达到防治疾病的方法，称为物理疗法，简称理疗。	□	□
2. 理疗应用广泛，具有独特的医疗价值，是治疗颈椎病的一种辅助手段。	□	□
3. 当颈椎骨质增生压迫神经根与脊髓时，会致炎症反应。应用超声波、红外线、电疗、热疗等方法，能产生促进炎症消退、吸收水肿的作用。	□	□
4. 神经根与脊髓长期受压可致肢体麻木、肌肉萎缩，电疗能刺激神经根，兴奋脊髓，减轻麻木，促进肌萎缩的恢复。	□	□
5. 理疗可以改善脊髓、神经根以及颈部的血液供应和营养状态。	□	□
6. 理疗的主要方法中，高频电疗法主要适用于椎动脉型颈椎病。	□	□
7. 在家庭理疗治疗中，最容易进行的是温热敷、各种红外线等理疗。	□	□
8. 温泉浸浴是一种全身疗法，矿泉水的物理性能与化学成分通过神经-体液机制作用于人体，能使机体产生极其复杂的生物物理学变化，从而达到调节机体功能，使全身各系统功能都趋向正常化。	□	□
9. 神经根型、椎动脉型颈椎病患者，进行温泉浸浴的温度为 37~39℃，脊髓型颈椎病患者进行温泉浸浴的温度为 39~40℃，交感神经型颈椎病患者进行温泉浸浴的温度为 40~42℃。	□	□
10. 医学上常用频率 800~1000 千赫的超声波治疗疾病。	□	□
11. 超声波治疗作用的基础是机械作用、热作用与理化作用，而理化作用是最基本的原发作用。	□	□
12. 超声波有利于减轻急性炎症伴有酸中毒及疼痛。	□	□
13. 在太阳光谱中，波长自 0.76~400 微米的一段称为红外线。	□	□
14. 红外线治疗可以消炎、消肿，具有镇痛、松解肌肉痉挛的作用。	□	□

答案：

　1. 是　　2. 是　　3. 是　　4. 是　　5. 是　　6. 否　　7. 是　　8. 是　　9. 否
10. 是　11. 否　12. 是　13. 是　14. 是

重点提示：

◆ 在颈椎病的治疗中，理疗能起到多种作用，也是较有效和常用的治疗方法。其作用机制为：①消除神经根以及周围软组织的炎症水肿；②改善脊髓、神经根以及颈部的血液供应和营养状态；③缓解颈部肌肉痉挛，增强颈椎牵引效果，并改善颈部软组织血液循环；④延缓或减轻椎间关节、关节囊、韧带的钙化和骨化过程；⑤增强肌肉张力，改善小关节功能；⑥改善全身钙磷代谢及自主神经系统功能。

◆ 高频电疗法包括超短波、微波等。主要是通过深部电热作用来调节与改善局部肌肉、韧带的血液循环与代谢。从而起到解痉、消肿、增加肌力的作用。适用于各型颈椎病。

◆ 在家庭理疗治疗中，最容易进行的是温热敷、各种红外线等理疗。热毛巾、热水袋、热水澡等，都是进行温热的便利条件。加热的石蜡、白炽灯是很好的红外线发射器。此外，热敷袋、场效应治疗仪、小型红外线辐射灯、远红外线治疗仪、频谱治疗仪等产品均可用于家庭理疗。

◆ 神经根型、椎动脉型颈椎病患者，进行温泉浸浴的温度为 40~42℃，脊髓型颈椎病患者进行温泉浸浴的温度为 39~40℃，交感神经型颈椎病患者进行温泉浸浴的温度为 37~39℃。

◆ 超声波治疗作用的基础是机械作用、热作用与理化作用，而前者是最基本的原发作用，它对组织细胞产生细微的按摩作用，使组织软化，增强渗透，提高代谢，促进血液循环以及刺激神经系统和细胞功能。

◆ 超声波可以加强催化能力，加速皮肤细胞的新陈代谢，使组织的酸碱度（pH 值）向碱性方面变化，有利于减轻急性炎症伴有酸中毒及疼痛。

◆ 红外线治疗主要是辐射热的作用，使组织产热，局部皮肤毛细血管扩张充血，血流加快，温度升高，新陈代谢旺盛，加强组织营养，加速组织的再生能力与细胞活力，加速炎症和代谢产物的吸收，所以可用于消炎、消肿。同时能降低神经末梢的兴奋性，故又有镇痛、松解肌肉痉挛的作用。

	是	否
15. 微波的热效应等同于传导热与辐射热。	□	□
16. 对于颈椎病的治疗主要是应用微波疗法的热外效应的作用。	□	□
17. 激光种类很多，对颈椎病有治疗意义的通常以氦氖激光为常用。	□	□
18. 氦氖激光对人体的主要作用基础是热效应与光化学效应，穿透组织较深，使血管扩张，促进新陈代谢，有改善微循环，增强免疫力，消炎、止痛及促进伤口愈合等作用。	□	□
19. 橡胶锤疗法是在梅花针疗法的基础上发展而来的。	□	□
20. 经络磁场疗法所采用的磁性材料有铈-钴-铜-铁合金或者钐-钴合金。	□	□
21. 正弦调制中频电疗法具有止痛、促进局部血液循环、松解粘连以及软化瘢痕的作用。	□	□
22. 短波电疗法的治疗作用主要为热效应，用于消炎、镇痛的治疗。	□	□
23. 直流电醋离子导入治疗颈椎病的作用在于软化骨刺。	□	□
24. 短波疗法、超短波疗法属于低频电疗法。	□	□
25. 干扰电疗法、音乐电疗法属于中频电疗法。	□	□
26. 离子透入疗法适用于软组织损伤、无菌炎症及颈、肩、腰、腿痛等病的治疗。	□	□
27. 干扰电流疗法能调节自主神经，对交感神经型颈椎病有治疗作用。	□	□
28. 血栓性静脉炎、严重心脏病禁止使用干扰电流疗法。	□	□
29. 活动性肺结核、严重心功能不全及恶性肿瘤患者不宜使用微波电疗法。	□	□
30. 急性炎症、有出血倾向、恶性肿瘤者禁止使用正弦调制中频电疗法。	□	□
31. 颈椎牵引常用的体位是坐位和卧位，以卧位最为常用。	□	□
32. 间歇牵引的重量为患者体重的 10%~20%，也可掌握为 5~15 千克。持续牵引则应适当减轻，开始时 2~3 千克，逐渐增加至 4~6 千克。	□	□

答案：

15. 否　16. 否　17. 是　18. 否　19. 是　20. 是　21. 是　22. 是　23. 否

24. 否　25. 是　26. 是　27. 是　28. 是　29. 是　30. 是　31. 否　32. 是

重点提示：

◆ 由于微波的热效应是在深层组织中的能量转换而发生的，所以，不同于传导热与辐射热。

◆ 微波除了热效应作用外，还具有热外效应作用。对于颈椎病的治疗主要应用其热效应的作用。

◆ 激光种类很多，对颈椎病有治疗意义的，通常以氦氖激光为常用，系波长为632.8纳米的红色激光，常用功率为3~20毫瓦。

◆ 激光对人体的主要作用基础是热效应、机械效应（光压作用）、光化学效应与电磁效应等四个方面。氦氖激光主要是热效应与电磁效应，穿透组织较深，使血管扩张，促进新陈代谢，有改善微循环、增强免疫力，消炎、止痛及促进伤口愈合等作用。

◆ 短波电疗法治疗时主要利用高频交变电磁场通过组织时感应产生涡流而引起组织发热。治疗作用主要为热效应，这种热作用比传导热或辐射热的作用较深透、均匀，能用于消炎、镇痛。

◆ 直流电醋离子导入治疗颈椎病，其作用并不是在于软化骨刺，而是弱酸环境中和了阴性电极下产生的碱性物质减少了对皮肤的刺激，提高了对直流电的耐受，及改善血液循环和对肌肉等软组织的局部作用。

◆ 电疗法根据电的频率不同，可分为三大类。①低频电疗法：包括直流电药物离子导入疗法、电兴奋疗法、直流电疗法等；②中频电疗法：包括等幅正弦中频电疗法、调制中频电疗法、干扰电疗法、音乐电疗法等；③高频电疗法：包括短波疗法、超短波疗法等。

◆ 干扰电流疗法能引起肌肉收缩、加速血液回流，使局部温度升高，改善局部血液循环，促进渗出、水肿的吸收。可提高痛阈，有明显的止痛作用。还能调节自主神经，对交感神经型颈椎病有治疗作用。

◆ 颈椎牵引常用的体位是坐位和卧位，以坐位最为常用。

（二）西医治疗

	是	否
1. 颈椎疼痛患者不宜盲目用药。	☐	☐
2. 治疗颈椎病的药物中，阿司匹林、吲哚美辛、苄达明、苯丙氨酯、抗炎灵等属于解热镇痛剂。	☐	☐
3. 治疗颈椎病的药物中，苯海索、苯妥英钠属于扩张血管类药物，可以扩张血管，改善脊髓的血液供给。	☐	☐
4. 治疗颈椎病的药物中，维生素 B_1、维生素 B_{12} 有助于颈椎病引起的软骨病变的修复。	☐	☐
5. 维生素 A、维生素 E、丹参片对颈椎病引起的软骨病变修复，颈椎病退变过程的减缓及肌肉出现萎缩性变的修复都有作用。	☐	☐
6. 阿司匹林具有解热、镇痛、抗风湿等作用，可用于治疗颈肩痛。使用较为安全，不会出现任何不良反应。	☐	☐
7. 布洛芬属于苯丙酸衍生物，有解热止痛、抗风湿作用，能代替阿司匹林。但其具有较严重的胃肠道反应。	☐	☐
8. 氯唑沙宗片是中枢性肌肉松弛剂，作用于中枢神经系统的多突触通道而产生肌肉松弛效果。对治疗颈肩痛引起的肌肉痉挛有很好的效果。	☐	☐
9. 硫磺软骨素 A 主要由动物结缔组织及软骨中提取，故其治疗作用类似于祖国传统医学的内脏疗法。	☐	☐
10. 硫酸软骨素 A 对软骨病变的修复及对早期骨刺的吸收起到积极作用。	☐	☐
11. 硫酸软骨素 A 没有任何不良反应，对胃肠道也无刺激作用。	☐	☐
12. 维生素 E 适用于肌肉出现萎缩性病变的神经根型与脊髓型颈椎病。	☐	☐
13. 水针疗法的注射药物中，维生素 B_1、维生素 B_{12} 应用在患有疼痛及自主神经系统功能紊乱的患者；而丹参注射液对以麻木为主要症状的患者有很好的效果。	☐	☐
14. 颈性眩晕的治疗原则是扩张血管、扩容、改善脑组织血液供应。	☐	☐
15. 金纳多是治疗颈源性眩晕的新药，系脑部血液循环改善剂，主要成分是银杏叶提取物。	☐	☐

答案：

1. 是　2. 是　3. 否　4. 否　5. 是　6. 否　7. 否　8. 是　9. 是

10. 是　11. 是　12. 是　13. 否　14. 是　15. 是

重点提示：

◆ 苯海索（安坦）、苯妥英钠等药属于解痉类药物，可以解除肌肉痉挛，适用于肌张力增高，并有严重痉挛者。扩张血管药物，如血管舒缓素、地巴唑等，可以扩张血管，改善脊髓的血液供给。

◆ 营养和调节神经系统的药物中，常用的有谷维素、刺五加糖衣片、健脑合剂、朱砂安神丸、柏子养心丸等，可以调节神经系统功能。维生素 B_1、维生素 B_{12} 等有助于神经变性的恢复。

◆ 治疗颈椎病常用的口服药物中：①阿司匹林有解热、镇痛、抗风湿等作用，可用于治疗颈肩痛。使用较为安全，但常可出现胃肠道反应；②布洛芬属于苯丙酸衍生物，有解热止痛、抗风湿作用，胃肠道反应轻，能代替阿司匹林。近年来其缓释胶囊布洛芬已广泛应用于临床；③氯唑沙宗片是中枢性肌肉松弛剂，作用于中枢神经系统的多突触通道而产生肌肉松弛效果。对治疗颈肩痛引起的肌肉痉挛有很好的效果。

◆ 硫酸软骨素 A 可通过改善血液循环、促进新陈代谢、扩张末梢血管、抑制胆碱酸性化来调节血液的胶状状态，以达到对中枢神经的镇静作用，且对软骨病变的修复及对早期骨刺的吸收均能起到积极作用。该药物尚未发现任何不良反应，对胃肠道也无刺激作用。

◆ 维生素 E 除与生殖功能有关外，主要是通过它的抗氧化作用而影响肌肉的代谢过程。因此适用于肌肉出现萎缩性病变的神经根型与脊髓型颈椎病。

◆ 水针疗法中，"水针"是指将某些药物进行穴位注射或痛点注射，是一种对症治疗措施，对消除疼痛、麻木、头晕、失眠等症状有很好效果，常与其他治疗方法配合使用。常用的药物有：0.25%～1%盐酸普鲁卡因加泼尼龙（强的松龙）混悬液，维生素 B_1、维生素 B_{12}、5%葡萄糖注射液、50%～100%丹参注射液、50%狗脊注射液等。其中维生素 B_1、维生素 B_{12} 应用在以麻木为主要症状的患者，而丹参注射液对患有疼痛及自主神经系统功能紊乱的患者有很好的效果。

（三）中医治疗

	是	否
1. 中医在其病因基础上将颈椎病分为风寒型、肝肾不足型、痰湿交阻型、气滞血瘀型。	☐	☐
2. 颈椎病患者，感觉头痛，头晕目眩，耳鸣耳聋，面部烘热，口苦咽干，急躁易怒，腰膝酸软。舌体瘦，质红少苔，脉弦细或细数。该患者为气滞血瘀型颈椎病。	☐	☐
3. 颈椎病患者，感觉头晕，恶心，呕吐，心悸，胸闷胁胀，头重如裹，纳呆便溏，肢体困重，指端麻木。舌质肥胖，苔滑或白腻，脉沉迟或濡弱。该患者为痰湿交阻型颈椎病。	☐	☐
4. 益气、化瘀、补肾等中药对延缓椎间盘的退变有着积极作用。	☐	☐
5. 中医经络刮痧法刮拭经络以督脉、手足太阳经、手足少阳经为主。	☐	☐
6. 中医根据辨证施治，大多采用散风祛湿、活血化瘀、舒筋止痛等方法，对减轻颈椎病疼痛、麻木、头晕等症状有一定疗效。	☐	☐
7. 治疗肝肾不足型颈椎病的处方：熟地黄 15 克，白芍 10 克，茯苓 12 克，枣皮 10 克，枸杞子 12 克，杜仲 15 克，木瓜 12 克，天麻 12 克，钩藤 12 克，牛膝 12 克，淫羊藿（仙灵脾）20 克，水煎服。	☐	☐
8. 治疗气滞血瘀型颈椎病的处方：陈皮 10 克，半夏 10 克，茯苓 20 克，黄芪 20 克，当归 12 克，地龙 10 克，胆南星 8 克，川芎 10 克，枳实 10 克，炙甘草 10 克，水煎服。	☐	☐
9. 颈椎病患者若颈项痛重可在药枕的材料中添加苍术 100 克，秦艽 100 克；颈项酸困不适可添加僵蚕 100 克，羌活 100 克；颈肩挛痛可添加白芍 100 克，姜黄 100 克。	☐	☐
10. 颈椎病患者若肢麻较甚可在药枕的材料中添加全蝎 60 克，地龙 100 克；上肢活动受限可添加桃仁 100 克，桑枝 100 克；骨质增生可添加威灵仙 100 克，炮山甲 100 克。	☐	☐
11. 中药热敷法对风寒型颈痛效果非常好。	☐	☐

答案：

　1. 是　　2. 否　　3. 是　　4. 是　　5. 是　　6. 是　　7. 是　　8. 否　　9. 否
10. 是　　11. 是

重点提示：

◆ 风寒型颈椎病的症状：头痛头重，遇寒及冷风容易发作，颈项强硬疼痛，出汗，转头不利，肩背四肢疼痛，或肌肤麻木。舌质正常或淡，脉浮缓或弦。

◆ 肝肾不足型颈椎病的症状：头痛，头晕目眩，耳鸣耳聋，面部烘热，口苦咽干，急躁易怒，腰膝酸软。舌体瘦，舌质红少苔，脉弦细或细数。

◆ 气滞血瘀型颈椎病的症状：头痛，颈、肩、背及四肢疼痛、麻木，痛有定处，夜间加重，头晕眼花，视物模糊，失眠健忘，烦躁。舌质紫暗或者有瘀斑，脉多弦细或细涩。

◆ 痰湿交阻型颈椎病的症状：头晕，恶心，呕吐，心悸，胸闷胁胀，头重如裹，纳呆便溏，肢体困重，指端麻木。舌质肥胖，苔滑或白腻，脉沉迟或濡弱。

◆ 实验研究证实：益气、化瘀、补肾等中药可增加颈部血液供应，抑制退变椎间盘中前列腺素等炎症因子，降低胶原酶活性，增强 Ⅱ 型胶原的表达等，说明益气、化瘀、补肾等中药对延缓椎间盘的退变有着积极作用。

◆ 中医经络刮痧法：刮拭经络以督脉、手足太阳经、手足少阳经为主，路线分主线与配线，主线有风府-身柱、风池-肩井，配线有天柱-膈俞、大椎-巨骨。

◆ 痰湿交阻型颈椎病的处方：陈皮 10 克，半夏 10 克，茯苓 20 克，黄芪 20 克，当归 12 克，地龙 10 克，胆南星 8 克，川芎 10 克，枳实 10 克，炙甘草 10 克，水煎服。

◆ 气滞血瘀型颈椎病的处方：当归 10 克，桃仁 10 克，红花 10 克，赤芍 10 克，川芎 10 克，白芷 10 克，羌活 10 克，乳香 6 克，没药 6 克，牛膝 12 克，寄生 12 克，水煎服。

◆ 颈椎病患者药枕所填充的材料主要是一些芳香开窍、活血理气、舒筋活络、疏风通痹的中草药。若颈项痛重可在药枕中添加僵蚕 100 克，羌活 100 克；颈项酸困不适者可添加苍术 100 克，秦艽 100 克；颈肩挛痛者可添加白芍 100 克，姜黄 100 克；肢麻较甚者可添加全蝎 60 克，地龙 100 克；上肢活动受限者可添加桃仁 100 克，桑枝 100 克；骨质增生添加威灵仙 100 克，炮山甲 100 克。

	是	否
12. 中药外洗治疗颈椎病时，麻木严重者，加乳香 15 克、白芍 20 克；疼痛重严者，加细辛 15 克、川椒 30 克。	□	□
13. 治疗神经根型颈椎病的中药大多为祛风散寒、活血通络、益气养血之品。	□	□
14. 治疗神经根型颈椎病的中药中，芍葛汤具有散寒除湿、活血通络的功效。	□	□
15. 神经根型颈椎病风盛患者可在芍葛汤中加防风、羌活；寒盛患者加桂枝、麻黄；湿盛患者加薏苡仁、苍术。	□	□
16. 神经根型颈椎病巅顶痛者可在芍葛汤中加桑枝；上肢麻木疼痛患者加藁本；背痛患者加黄芪、党参、丹参；气虚血滞患者加狗脊、淫羊藿。	□	□
17. 治疗神经根型颈椎病的中药中，桃红二参汤具有益气养血、活络止痛的功效。	□	□
18. 治疗脊髓型颈椎病的中药多选择养血活血通络、祛风化痰之品。	□	□
19. 脊髓型颈椎病患者，疼痛固定不移，刺痛者，可在鹿丹四物汤中加桃仁、红花、制乳香、制没药等；风寒湿邪留而不去，呈现游走性疼痛，或痛遇寒则甚，或沉重身困者，可加防风、秦艽、桂枝、羌活等。	□	□
20. 治疗神经根型颈椎病的中药中，定眩冲剂具有活血通络、健脾化湿、平肝定眩的功用。	□	□
21. 椎动脉型颈椎病头痛患者可在益气通络汤中加入枸杞子、山萸肉；恶心、呕吐者加入姜黄、羌活、鸡血藤；耳鸣、视物不清者加入川芎、蔓荆子。	□	□
22. 人体有五脏六腑，每个脏腑都有一条经脉，这些经脉都直接或间接上达于耳，与耳朵相通。	□	□
23. 耳穴贴压药物法操作简便，花费较少，完全无不良反应，适应证广，在国内外被广泛应用于慢性疾病治疗。	□	□
24. 在颈椎穴近耳轮平切迹处触及条索结节状物，多提示为颈 6、颈 7 有骨质增生，在颈椎近胸椎处触及条索状物，则多提示为颈 3、颈 4、颈 5 有骨质增生。	□	□

答案:

12. 否　13. 是　14. 是　15. 是　16. 否　17. 是　18. 否　19. 是　20. 是
21. 否　22. 是　23. 是　24. 否

重点提示:

◆ 中药外洗作为一种用药方法被广泛应用于骨科临床,颈椎病的治疗也不例外。药物组成:葛根40克,丹参、威灵仙、防风、荆芥、桑枝、桂枝、五加皮、当归各30克。麻木严重者,加细辛15克、川椒30克;疼痛严重者,加乳香15克、白芍20克。

◆ 芍葛汤组成:白芍3克,葛根、威灵仙各20克,白芷、秦艽、当归各12克,川芎9克,细辛3克。具有散寒除湿、活血通络的功效。神经根型颈椎病风盛患者可在芍葛汤中加防风、羌活;寒盛患者加桂枝、麻黄;湿盛患者加薏苡仁、苍术;巅顶痛患者加藁本;上肢麻木疼痛患者加桑枝;背痛患者加狗脊、淫羊藿;气虚血滞患者加黄芪、党参、丹参。

◆ 治疗脊髓型颈椎病的用药多选择养血活血通络、补益肝肾之品。治疗椎动脉型颈椎病的用药大多选择养血活血、祛风化痰之品。

◆ 鹿丹四物汤组成:鹿衔草、丹参、熟地、当归、白芍、川芎、薏苡仁、威灵仙(随症状轻重酌用药量)。具有养血活血通络的功用。脊髓型颈椎病患者,面色苍白,食少便溏,腰膝酸冷,肢端发凉者,可在鹿丹四物汤中加杜仲、补骨脂、熟附片、肉桂等;胸闷胁胀,肢体肿胀不适者,加木香、元胡、枳壳、乌药等;疼痛固定不移,刺痛者,加桃仁、红花、制乳香、制没药等;风寒湿邪留而不去,呈现游走性疼痛,或痛遇寒则甚,或沉重身困者,加防风、秦艽、桂枝、羌活等。

◆ 益气通络汤组成:黄芪、葛根各30克,白芍20克,威灵仙、穿山甲、天麻、淫羊藿各10克;蜈蚣2条,土鳖虫8克,熟地黄15克。具有益气养血、舒筋活络的功用。椎动脉型颈椎病头痛者可在益气通络汤中加入川芎、蔓荆子;恶心、呕吐者加入姜黄、羌活、鸡血藤;耳鸣、视物不清者加入枸杞子、山萸肉。

◆ 根据在颈椎所触及的条索状物位置,可推断增生椎骨部位。如在颈椎穴近耳轮平切迹处触及条索结节状物,多提示为颈3、颈4有骨质增生,而在颈椎近胸椎处触及条索状物,则多提示为颈5、颈6、颈7有骨质增生。

	是	否
25. 按摩治疗颈椎病对交感神经型的效果较明显，对脊髓型和神经根型也有一定疗效。对椎动脉型颈椎病，按摩疗法应该慎用。	☐	☐
26. 手摩耳轮法可防治各型颈椎病，并有健脑、聪耳、明目、补肾、健身的作用。	☐	☐
27. 全耳背按摩法对颈肩疼痛及神经根型、椎动脉型颈椎病有防治作用。	☐	☐
28. 颈椎在足部的反射区为：双足拇趾趾腹根部横纹处，双足外侧第五趾骨中部（足外侧最突出点中部）。	☐	☐
29. 颈部肌肉反射区为：双足底趾前方的 2 厘米宽区域。	☐	☐
30. 拔罐法治疗椎动脉型颈椎病时，主穴选阿是穴（压痛点）、颈灵穴（颈椎 4~5 之间）。颈部不适患者可配肩中俞、阳溪、商阳穴。	☐	☐
31. 拔罐法治疗椎动脉型颈椎病时，百会、少冲、关冲、商阳穴需要针灸和拔罐一起进行。	☐	☐
32. 磁针治疗椎动脉型颈椎病时，选择穴位为大椎、肩井、悬钟、阿是穴（双极针法）及足部的颈反射区。	☐	☐
33. 刮痧能使病变器官、细胞得到营养和氧气的补充，发生活化，从而恢复人体自身愈病能力。	☐	☐
34. 刮痧治疗颈椎病过程中，对眩晕者，除刮整个头部之外，还可加刮风池穴周围、肩上、外观穴、悬钟穴。	☐	☐
35. 刮痧疗法治疗交感神经型颈椎病时，具体操作顺序为先刮颈部、背部，然后上肢部、下肢部，最后刮头部。	☐	☐
36. 点压、拿捏、弹拨、按摩等手法，是颈椎病常用的推拿手法，有舒筋活血、通络止痛的效果。	☐	☐
37. 颈项旋搬法可以单独使用，也可以与舒筋手法同时配合使用。	☐	☐
38. 诊断不明、难以除外椎管内肿瘤等病变者禁止使用颈项旋搬法治疗。	☐	☐
39. 手法治疗有助于颈椎生理曲度恢复。	☐	☐
40. 单纯用中医手法可以纠正颈椎性类冠心病。	☐	☐

答案：

25. 否　26. 是　27. 否　28. 是　29. 否　30. 否　31. 否　32. 是　33. 是
34. 否　35. 否　36. 是　37. 是　38. 是　39. 是　40. 是

重点提示：

　　◆ 按摩来治疗颈椎病属于患者可接受的，具有舒筋通络、活血散瘀、消肿止痛、滑利关节、整复错缝等作用，对神经根型的效果较明显，对椎动脉型和交感神经型也有一定疗效。对脊髓型颈椎病，按摩疗法应该慎用。

　　◆ 全耳背按摩法可以止痛、健脑、聪耳、补肾、壮骨，对颈肩疼痛及脊髓型、椎动脉型颈椎病有防治作用。

　　◆ 颈椎在足部的反射区为：双足拇趾趾腹根部横纹处，双足外侧第五趾骨中部（足外侧最突出点中部）。颈部肌肉反射区为：双足底趾后方的2厘米宽区域。

　　◆ 拔罐法治疗椎动脉型颈椎病时，主穴：阿是穴（压痛点）、颈灵穴（颈椎4~5之间）。配穴：颈部不适患者配天宗、太阳、百会；臂痛配臂臑、少冲、关冲；后背部痛配肩中俞、阳溪、商阳。

　　◆ 拔罐法治疗椎动脉型颈椎病时，先用三棱针点刺出血，血止后主穴拔罐，每穴出血1~2毫升起罐。配穴加用艾条温灸5分钟。百会、少冲、关冲、商阳只针灸、不拔罐。2~3天治疗1次，10次为1个疗程。同时配用药枕。

　　◆ 刮痧治疗颈椎病过程中，对颈椎病眩晕者，除刮整个头部之外，还可加刮小腿三阴交，足部的大敦、侠溪、涌泉；耳鸣者以角刮刮痧板角刮耳朵四周以及少海、太溪；落枕者刮风池穴周围、肩上、外观穴、悬钟穴。

　　◆ 刮痧疗法治疗交感神经型颈椎病时，具体操作顺序为先刮头部，再刮颈部、背部，最后刮上肢部、下肢部。

　　◆ 颈项旋搬法要注意以下禁忌证：①诊断不明、难以除外椎管内肿瘤等病变者；②椎管发育性狭窄者；③以脊髓受压症状为主者；④颈椎椎管有破坏性病变者；⑤后纵韧带钙化或颈椎畸形者；⑥伴有颈椎骨折、脱位或其他损伤者；⑦全身或咽、喉、颈、枕部有急、慢性炎症者。

　　◆ 手法可解除颈肌痉挛，调整颈椎的机械性紊乱，促进炎症吸收，重整错位的结构，有助于正常弧度的恢复。

	是	否
41. 治疗颈椎病时，由于手法不当引起的主要并发症有高位脊髓损伤、椎动脉血栓形成、寰枢椎脱位、下关节突骨折以及颈椎间盘突出等。	☐	☐
42. 颈椎间隙感染、椎体骨髓炎、颈椎先天性畸形、椎体骨桥形成及有高位脊髓压迫症状的患者，禁止使用手法治疗。	☐	☐
43. 颈椎病的常见正骨手法中，仰头摇正法用于枕寰关节、寰枢关节的旋转式错位；低头摇正法适用于颈2～颈6椎后关节旋转式错位；侧头摇正法适用于颈2～颈6钩椎关节旋转式错位和侧弯侧摆式错位。	☐	☐
44. 颈椎病的常见正骨手法中，侧向搬按法适用于颈第5颈椎至第2颈椎椎间的旋转式错位；侧卧摇肩法适用于颈2～颈6侧弯侧摆式错位和钩椎关节错位。	☐	☐
45. 颈椎病的常见正骨手法中，反向运动法适用于松解肌痉挛、肌性牵涉性痛和肌挛缩。	☐	☐
46. 在手法整复过程中，软组织放松是成功的前提，寸劲功力的使用则是成功的关键。	☐	☐
47. 针灸治疗神经根型颈椎病时，多选取落枕穴、后溪、手三里、尺泽、小海与华佗夹背穴。	☐	☐
48. 针灸治疗交感型颈椎病时，多选取绝骨、昆仑、足三里、阳陵泉、次髎、肾俞与大杼等穴位。	☐	☐
49. 用针灸治疗颈椎病主要为达到舒经活血，常取绝骨穴和后溪穴，再配以局部穴位的大椎、风府、天脊、天目、天柱等。	☐	☐
50. 灸疗法治疗颈椎病选取的穴位有天柱、大椎、风池、大杼、肩髃、肩井与后溪等。	☐	☐
51. 皮肤针疗法的施术部位以督脉和足太阳膀胱经在脊背部的腧穴及其邻近部位为主。	☐	☐
52. 皮肤针疗法治疗椎动脉型颈椎病，疗效很显著。	☐	☐
53. 温针疗法适用于高热、抽搐、痉挛症状的颈椎病患者。	☐	☐
54. 耳针疗法治疗颈椎病时，耳部选取颈、颈椎、神门及肾为主穴。	☐	☐

答案:

41. 是　42. 是　43. 是　44. 否　45. 是　46. 是　47. 是　48. 否　49. 是
50. 是　51. 是　52. 否　53. 否　54. 是

重点提示:

◆ 颈椎病的常见正骨手法:①仰头摇正法:用于枕寰关节、寰枢关节的旋转式错位。②低头摇正法:适用于颈 2～颈 6 椎后关节旋转式错位。③侧头摇正法:适用于颈 2～颈 6 钩椎关节旋转式错位和侧弯侧摆式错位。④侧卧摇肩法:适用于颈 5～颈 2 椎间的旋转式错位。⑤侧向搬按法:适用于颈 2～颈 6 侧弯、侧摆式错位和钩椎关节错位。⑥挎角搬按法:适用于颈 2～颈 4 后关节错位,或是关节滑膜嵌顿松解后关节肿胀者。⑦俯卧冲压法:适用于颈胸交界区(颈 6～胸 3)的关节错位。⑧侧卧推正法:适用于各种椎体前后滑脱式错位,对颈椎曲度变直、反张者也有效。⑨牵引下正骨法:适用于颈椎间盘突出、椎间盘变性并发错位、多关节多形式错位以及骨质增生并错位者。⑩反向运动法:适用于松解肌痉挛、肌性牵涉性痛和肌挛缩,如颈椎病正骨后,屈颈仍然感到颈背部有牵拉性痛者。

◆ 针灸治疗脊髓型颈椎病时,多选取绝骨、昆仑、足三里、阳陵泉及肾俞与大杼等穴位。以补骨填髓、益肾填精为主。

◆ 针灸治疗交感型与椎动脉型颈椎病时,多选取内关、神门、三阴交、太溪、阴维与阳维等穴位。以滋补肾阴、调和阴阳为主。

◆ 皮肤针疗法中,以针刺施于皮肤,可疏通经络脏腑之气,起到调整机体功能的功效。皮肤针的施术部位以督脉和足太阳膀胱经在脊背部的腧穴及其邻近部位为主。用此法治疗神经根型颈椎病,疗效很显著。

◆ 温针是针刺与灸治结合应用的治疗手法。进针后在针柄裹以艾火或在留针的同时加红外线等照射,让温热达到体内。出针后以艾条或温灸器械在针刺部位游动熏熨。温针适用于寒性、退行性变以及体质虚弱者。对伴有高血压、高热、抽搐、痉挛症状的颈椎病患者不宜采用。

◆ 耳针疗法治疗颈椎病时,耳部取颈、颈椎、神门及肾为主穴。神经根型加枕、肩;神经根炎加内分泌和肾上腺;椎动脉型加心;交感型加交感;兼有外伤血瘀者加耳中。

	是	否
55. 挑灸主要用于治疗颈型、脊髓型颈椎病，对其他类型效果稍差。	☐	☐
56. 挑灸点布于督脉和膀胱经分区，治疗后局部加敷姜片。	☐	☐
57. 根据穴位分布的全息律，在第二掌骨侧有一个新的有序穴位群，它的排列顺序为近心端是头穴，远心端是足穴。	☐	☐
58. 血疗对紫外线过敏者、血卟啉病、严重心肺功能不全不能耐受者，应当禁用。	☐	☐
59. 天麻炖鲢鱼头适于气滞血瘀型、痹证型颈椎病患者食用。	☐	☐
60. 对于脊髓型颈椎病和食管型颈椎病，按摩达不到治疗的目的，应进行手术治疗。	☐	☐
61. 颈椎病患者上肢疼痛、麻木时，可点按肩井穴。	☐	☐
62. 耳屏前方的听会穴是治疗听力改变的主要穴位。	☐	☐
63. 针灸治疗颈型颈椎病选取穴位时，风池、大椎、天柱、玉枕、大杼穴采用泻的手法。	☐	☐
64. 密集型银质针疗法的治疗部位为肌肉在骨骼上的附着点，而非传统的穴位。	☐	☐
65. 纵行疏通剥离法为小针刀最常用的治疗方法。	☐	☐
66. 颈2、颈6、颈7椎体棘突压痛多见，可见于颈型和神经根型颈椎病。	☐	☐

答案：

55. 否　56. 是　57. 否　58. 是　59. 否　60. 是　61. 是　62. 是　63. 否
64. 是　65. 是　66. 是

重点提示：

◆ 挑灸主要用于治疗颈型、神经根型颈椎病，对其他类型效果稍差。

◆ 挑灸点布于督脉和膀胱经分区，施术时反复牵拉、抖动，起到针灸、按摩作用，从而解除局部肌肉痉挛，改善组织的代谢，缓解疼痛。挑灸治疗后局部加敷姜片，能起到行气止痛、活血通经的效果。

◆ 根据穴位分布的全息律，在第二掌骨侧有一个新的有序穴位群，其排列顺序为近心端是足穴，远心端是头穴，次序为足、腰、脐周、胃、肝、肺、颈、头。

◆ 血疗是取自体的血经紫外线照射充氧之后再回输体内疗法的简称。血疗对颈椎病伴有缺血性脑血管病、冠心病、感染、肝肾功能不全的患者尤其适宜。但对紫外线过敏者、血卟啉病、严重心肺功能不全不能耐受者，应当禁用。

◆ 天麻炖鲢鱼头具有疏风散寒，强壮筋骨的功效。适于太阳经督脉型、痹证型颈椎病患者食用。

◆ 对于脊髓型颈椎病和食管型颈椎病，按摩达不到治疗的目的，相反，如果手法过重，还会加重原有的症状。特别是脊髓型颈椎病患者，由于各种原因引起颈椎管的管径变小而使脊髓受到压迫，脊髓在椎管内的缓冲间隙缩小，若手法不当，能使脊髓受到短暂的剧烈撞击，造成患者的即刻瘫痪，严重者可造成患者终生的高位截瘫。对食管型颈椎病，按摩也不能减轻食管的压迫。故脊髓型颈椎病和食管型颈椎病以手术治疗效果为好。

◆ 颈椎病患者上肢疼痛、麻木时，可点按肩井穴。此法治疗颈椎病引起的肩部附近（肩膀、颈椎、上臂）的酸痛、不适，抬肩不便等最为适宜，极为有效，也最常用。常配合上肢的其他穴位，并结合其他方法联合运用。

◆ 耳屏前方的听会穴（听会穴位于耳前方，耳屏间切迹前方与下颌小头颈后方的凹陷处，此处可摸到颞浅动脉搏动）是治疗听力改变的主要穴位。

◆ 颈型颈椎病的针刺治疗：风池、大椎、天柱、玉枕、大杼穴（以上穴位采用补的手法）；肩井、颈椎夹脊、手三里、合谷、列缺穴（以上穴位采用泻的手法）。

（四）非手术治疗

	是	否
1. 大椎管颈椎病患者非手术疗法远远好于手术治疗，而且预后效果佳。	☐	☐
2. 手术疗法是治疗颈椎病的基本疗法。	☐	☐
3. 非手术疗法要严格符合颈椎的生理解剖学基础。	☐	☐
4. 颈椎病正规非手术疗法应是目的性明确，计划周密，按程序进行。如多种方法并用，应有规律性。	☐	☐
5. 单纯性髓核突出者与以骨质增生为主者的治疗措施应有区别。	☐	☐
6. 各种颈椎病中，交感神经型和椎动脉型颈椎病保守治疗后疗效最好。	☐	☐
7. 在一般情况下，推拿手法治疗在交感神经型颈椎病的治疗中占有极其重要的地位，故常以其为主配合其他方法进行治疗，以取得更好效果。	☐	☐
8. 患者若出现突然步态失稳，则表明该症状可能是由脊髓本身或脊髓血管受累引起的。	☐	☐
9. 椎动脉型颈椎病患者选择理疗、牵引、中草药、西药与颈围等方法，并可用抗凝疗法。	☐	☐
10. 神经根型颈椎病患者原则上禁止牵引、按摩推拿手法治疗，可考虑保护性颈围、减少颈部活动和采用活血化瘀中草药等疗法。	☐	☐
11. 穴位注射与其他疗法相比，具有一些无法比拟的特点，如复合作用，不良反应小，作用时间长，治疗时间短、易于掌握。	☐	☐
12. 穴位注射常用的中药多选用祛风散寒、活血化瘀、舒筋活络、补肾壮骨、消肿止痛的中药。	☐	☐
13. 穴位注射中使用的秦艽注射液主治颈椎病、肩周炎、风湿性关节痛等症。	☐	☐
14. 穴位注射中使用的川乌注射液主治血瘀型颈椎病、风湿性关节炎、风寒湿痹、历节风痛、软组织劳损、四肢痉挛等症。	☐	☐

答案：

1. 是　　2. 否　　3. 是　　4. 是　　5. 是　　6. 否　　7. 是　　8. 是　　9. 是
10. 否　　11. 是　　12. 是　　13. 是　　14. 否

重点提示：

◆ 对于先天性椎管狭窄的颈椎病患者来说，尤其是矢状径<10毫米者，应及早施行手术进行减压。该类患者如果采取非手术疗法往往无效。相反，大椎管者非手术疗法要远远好于手术治疗，而且预后效果佳。

◆ 颈椎病是在椎体退变基础上，由于各附加因素加速形成。因此，为停止、减慢或逆转这个过程，必须采取一系列预防与治疗性措施。非手术疗法是对颈椎病采取的最基本的措施，当然也是最有效的措施。因此，非手术疗法是此病的基本疗法。

◆ 颈椎是人体诸组织中结构最巧妙的部位之一，由于其解剖位置和生理功能的特殊性，也要求在治疗上严格遵循"非手术疗法严格符合颈椎的生理解剖学基础"这个原则，任何粗暴操作不仅无法达到预期效果，还容易造成不良后果。

◆ 据临床观察，颈椎间盘突出症和神经根型颈椎病保守治疗疗效较好，交感神经型和椎动脉型颈椎病经综合治疗后也多可收到一定效果，只有症状严重者才需手术治疗。而脊髓型颈椎病进行综合保守治疗的效果则较差，对早期患者尚可进行一段时间的综合治疗，如果效果不佳或重型病例则应采用手术治疗。

◆ 交感神经型颈椎病的非手术疗法在目前主要有推拿、牵引、针灸、理疗、封闭、穴位注射、中西药物治疗及气功、刮痧、拔罐、饮食治疗等很多方法。在一般情况下，推拿手法治疗占有极其重要的地位，故常以其为主配合其他方法进行治疗，以取得更好效果。

◆ 脊髓型颈椎病患者原则上禁止牵引、按摩推拿手法治疗，可考虑使用保护性颈围、减少颈部活动和采用活血化瘀中草药等疗法。

◆ 穴位注射中使用的秦艽注射液具有祛风除湿、舒筋活络的功效，主治颈椎病、肩周炎、风湿性关节痛等症。

◆ 穴位注射中使用的川乌注射液主治风寒型颈椎病、肩周炎、风寒湿痹、关节风痛、软组织劳损、四肢痉挛等症。

	是	否
15. 穴位注射常用的西药有维生素 C 注射液、维生素 B_1、维生素 B_6、维生素 B_{12}、葡萄糖注射液等。	☐	☐
16. 维生素 E 注射液穴位注射时，用于治疗颈椎病、腰腿痛等症。	☐	☐
17. 维生素 B_1 用于神经炎、食欲缺乏、颈椎病、肩周炎的辅助治疗。	☐	☐
18. 维生素 B_{12} 用于神经炎、妊娠呕吐、颈椎病、肩周炎的辅助治疗。	☐	☐
19. 穴位注射与针刺相比就是取穴比较多。	☐	☐
20. 穴位注射时，应根据穴位位置的不同选用不同进针角度，颈部、上背部多垂直刺入，上肢部多向上斜刺进入。	☐	☐

答案：

15. 是　16. 是　17. 是　18. 否　19. 否　20. 是

重点提示：

◆ 穴位注射使用的西药有维生素 E 注射液、维生素 B_1、维生素 B_6、维生素 B_{12}、葡萄糖注射液。

◆ 维生素 E 注射液具有抗氧化作用，用于治疗肌营养不良、肌萎缩性脊髓侧索硬化、习惯性流产或先兆流产、不育症、肝昏迷等症。穴位注射时用于治疗颈椎病、腰腿痛等症。

◆ 维生素 B_1 具有维持神经、心脏和消化系统的正常功能，促进新陈代谢的作用，用于神经炎、食欲缺乏、颈椎病、肩周炎的辅助治疗。

◆ 维生素 B_6 具有参与氨基酸与脂肪的代谢的作用，用于神经炎、妊娠呕吐、颈椎病、肩周炎的辅助治疗。

◆ 维生素 B_{12} 具有参与蛋白质合成的作用，用于维生素 B_{12} 缺乏性贫血、神经损害、颈椎病、肩周炎的辅助治疗。

◆ 穴位注射与针刺相比就是取穴比较少，每次 3~5 个穴位，可以说是少而精。如果穴位较多时，可分组交替进行，也可主要穴位用穴位注射法，次要穴位用针刺法。

（五）手术治疗

	是	否
1. 传统的颈椎融合手术是医生取患者自体骨，填补受损椎间盘。但此手术会加速其他颈椎间盘的退化。	□	□
2. 心脏、肾等重要器官有器质性病变的患者，必须控制好症状后再进行手术。	□	□
3. 若患者颈椎骨太小或者已经坏死，一般采用人工颈椎间盘植入术。	□	□
4. 颈椎病的手术治疗方法，因临床类型不同，根据其手术途径目前大致可以分为三种，即颈椎前路手术、颈椎前外侧路手术和颈椎后路手术等。	□	□
5. 对于颈椎病患者颈前路手术者，术前要对食管和气管进行推移训练。	□	□
6. 诊断明确的椎动脉型颈椎病患者，经非手术方法治疗无效或症状反复发作者，其手术治疗效果优良；交感神经型颈椎病患者，致病原因明确者，手术疗法见效较迅速。	□	□
7. 对脊髓型颈椎病患者，除了少数症状较轻可采用非手术疗法者外，经确诊后都应早期进行手术治疗。	□	□
8. 病程超过 2 年以上的颈椎病患者，会遗留不可逆性的脊髓损害，手术疗效不好。	□	□
9. 椎管矢状径小于 10 毫米的颈椎病患者，后路椎板成形术或椎板减压术可提高其手术疗效。	□	□
10. 病情严重，病程 2 年以上，四肢有严重广泛性肌萎缩，或有完全性脊髓功能障碍的颈椎病患者不能采用手术治疗。	□	□
11. 对一般药物、理疗等疗法进行治疗达 6 个月无效的神经根型颈椎病患者，可考虑手术治疗。	□	□
12. 颈脊髓压迫症状虽然较轻，但经短期正规非手术治疗无效，而且已影响正常的生活、工作的脊髓型颈椎病患者，就当及时手术治疗。	□	□
13. 对惧怕手术的颈椎病患者或行颈椎后路手术时，应先考虑全身麻醉及气管插管。	□	□
14. 局部麻醉或者颈丛阻滞加局部麻醉最适宜于行颈椎前路手术。	□	□

答案：

1. 是　　2. 是　　3. 否　　4. 是　　5. 是　　6. 是　　7. 是　　8. 是　　9. 是

10. 是　　11. 是　　12. 是　　13. 是　　14. 否

重点提示：

◆ 传统的颈椎融合手术是指医生取患者自体骨（一般为髋骨部位），填补受损椎间盘。但此法使两节颈椎互相融合，相当于令患者的 7 节颈椎只剩下 6 节，每节所承受的压力也相应增加，加速了其他颈椎间盘的退化。

◆ 有的患者颈椎骨太小，或者已经坏死，难以进行人工颈椎间盘植入术，一般就采用融合术。

◆ 对于颈前路手术者，要对食管和气管进行推移训练，因术中易牵拉、刺激气管、食管引起反射性呛咳，牵拉不妥会造成出血过多，以及可能的气管、食管损伤，所以术前应该对气管进行适应推移、牵拉过中线练习，开始每次 10~20 分钟，逐渐增加到 30~60 分钟，可训练 1 周左右。

◆ 神经根型颈椎病患者，经非手术方法治疗后，其疗效不佳或是虽有效但其症状反复发作者，采取手术疗法治疗均会获得优良结果；诊断明确的椎动脉型颈椎病患者，经非手术方法治疗无效或症状反复发作者，其手术治疗效果优良；交感神经型颈椎病患者，致病原因明确者手术疗法见效较迅速。

◆ 椎管矢状径小于 10 毫米的颈椎病患者，即使行前路扩大减压术，前路手术的疗效也多半较差，而后路椎板成形术或椎板减压术可提高其手术疗效。

◆ 手术疗法并非适用于所有的颈椎病患者，如病情严重，病程超过 2 年，有严重四肢广泛性肌萎缩，或有完全性脊髓功能障碍者，不能采用手术治疗。

◆ 经正规非手术疗法治疗 6 个月而无效的神经根型颈椎病患者可考虑手术治疗。以上情况包括手法治疗、牵引以及颈部制动等有效的措施，仅对一般药物、理疗等疗法无效者，不应当属于此范围。

◆ 对惧怕手术的颈椎病患者或行颈椎后路手术时，为保证术中患者呼吸通畅，应先考虑全身麻醉及气管插管。

◆ 局部麻醉或者颈丛阻滞加局部麻醉最适宜于行颈椎后路途径做椎板切除术或椎板成形术时。如患者能合作时，也适宜行颈椎前路手术。

	是　否

续　表

	是	否
15. 针刺麻醉的安全系数最大，最适用于颈椎前路手术。	☐	☐
16. 颈椎病的全身麻醉一般是选用硫喷妥钠加肌肉松弛剂静脉快速诱导，以及气管内插管、吸入性麻醉药及肌肉松弛剂维持或是用普鲁卡因静脉滴注维持麻醉。	☐	☐
17. 颈椎病患者全身麻醉的并发症主要发生在呼吸系统、循环系统和中枢神经系统。	☐	☐
18. 进行颈椎病后路手术，特别是进行椎管探查术或是椎间孔扩大减压术时，采用全身麻醉为佳。	☐	☐
19. 专家通过借鉴地质学勘探"取岩芯"原理，推出了"微创手术治疗颈椎病"技术。	☐	☐
20. 射频消融术与药物化学溶解、激光气化等治疗方法相同的是，均利用低温射频及等离子消融技术使椎间盘组织快速溶解，且不伤害正常组织。	☐	☐
21. 射频消融术对脊髓型和患有颈椎管狭窄症的患者不适用。	☐	☐

答案:

　15. 是　16. 是　17. 是　18. 是　19. 是　20. 否　21. 是

重点提示:

　◆ 针刺麻醉是从祖国医学经络学中的针灸疗法发展起来的一种独特的麻醉方式。针刺麻醉的安全系数最大,最适用于颈椎前路手术,仅在做皮肤切口以及剥离椎前筋膜时,需用局部麻醉药辅助麻醉。

　◆ 全身麻醉的并发症主要发生在呼吸系统、循环系统和中枢神经系统,比如呕吐、窒息、呼吸道梗阻、通气量不足、肺炎以及肺不张、低血压、心律不齐、苏醒延迟等。

　◆ 一般进行颈椎病后路手术时,为保证术中患者呼吸道通畅,应首先考虑全身麻醉以及气管插管,特别是进行椎管探查术或是椎间孔扩大减压术,以采用全身麻醉为佳。

　◆ 将射频消融技术用于治疗腰椎、颈椎间盘突出症,是20世纪国外研究的新成果。与传统腰椎、颈椎间盘突出症治疗方法(如手术切除、药物化学溶解、激光气化等)有所不同的是,它利用低温射频及等离子消融技术使椎间盘组织快速溶解,且不伤害正常组织。

（六）自我牵引疗法

	是	否
1. 简单见效的自我牵引疗法对于椎管狭窄，尤其是伴有黄韧带肥厚者不适用。	□	□
2. 在应用自我牵引疗法前，要常规摄正位和侧位 X 线片，以明确判断局部骨关节状态而减少意外的发生率。	□	□
3. 任何超过颈椎骨关节生理限度的操作，都可能引起局部创伤性反应。	□	□
4. 牵引时一般要求仰头牵引。	□	□
5. 半卧位牵引比较适用于一般轻型、心肺功能不全及恢复期者。	□	□
6. 间断性牵引多在医院门诊部或理疗科进行，特别是采取电动牵引床架者，适用于轻型患者。	□	□
7. 持续性牵引适用于诊断明确的神经根型及某些脊髓型患者。	□	□
8. 大重量牵引即采用接近体重的重量行短暂牵引。这种方式更多用于颈椎骨折脱位者。	□	□
9. 根据牵引方式不同的分类中，头颅牵引弓牵引是最常用的方式。	□	□
10. 在牵引力作用下，尤其是轻重量的持续牵引，可使患节椎间隙逐渐被牵开，如此对突出物的还纳非常有利，尤其是对早期和轻型病例效果更明显。	□	□
11. 家庭牵引疗法可使椎动脉第二、第三段的折曲缓解。	□	□
12. 坐位牵引法使用的牵引带可以选用人造纤维材料。	□	□
13. 早期轻型颈椎病患者，坐位牵引时以前屈位为最好。	□	□
14. 坐位牵引时，髓核突出或脱出及椎体后缘骨刺形成者不宜前屈，以椎管狭窄及黄韧带松弛或肥厚为主者不宜仰伸。	□	□

答案：

  1. 是   2. 是   3. 是   4. 否   5. 是   6. 是   7. 是   8. 否   9. 否

10. 是   11. 是   12. 否   13. 否   14. 是

重点提示：

◆ 简单见效的自我牵引疗法的原理是利用双手向上牵引之力，使椎间隙牵开，如此既可使后突之髓核有可能稍许缓解，也可改变椎间关节之列线而起到缓解症状的作用。但本法对于椎管狭窄，尤其是伴有黄韧带肥厚者并不适用，因其可加剧黄韧带突向椎管内的程度而使症状加重。

◆ 任何超过颈椎骨关节生理限度的操作，都可能引起局部创伤性反应。轻者局部水肿、渗出增加、粘连形成等。重者韧带会撕裂，并出现韧带和骨膜下出血、血肿形成、机化、钙化，甚至骨赘形成，从而加速了颈椎退行性变的进程。

◆ 牵引时一般要求颈部轻度前屈 20 度左右，不能仰头牵引。

◆ 半卧位牵引介于坐位牵引和卧床牵引两种体位之间，一般是半卧于沙发或航空椅式的坐位上，虽然较舒适，但难以持久，比较适用于一般轻型、心肺功能不全及恢复期者。

◆ 间断性牵引，即每日定时牵引一段时间，除了可在家庭及工作单位进行外，多在医院门诊部或理疗科进行，特别是采取电动牵引床架者。适用于轻型患者，每日的牵引时间从数分钟到数小时不等。

◆ 长时间牵引每日 24 小时，除吃饭及大小便外均进行牵引。这种持续牵引比较适合住院病人，适用于诊断明确的神经根型及某些脊髓型颈椎病。

◆ 大重量牵引介于轻重量牵引和体重量牵引两者之间。一般多采用体重 1/13～1/10 的重量。这种方式更多用于颈椎骨折脱位者。

◆ 根据牵引方式不同的分类中，四头带牵引是最常用的方式，简便有效。

◆ 在牵引力的作用下，尤其是轻重量的持续牵引，可使患节椎间隙逐渐被牵开，如此当然有利于突出物的还纳，尤其是早期及轻型病例，效果尤为明显。

◆ 家庭牵引疗法（指可在家庭、单位办公室或单人宿舍内进行牵引的方法，其装备较简便、安全，可自行操作，一般不会发生意外），可使椎动脉第二、第三段的折曲缓解。

◆ 坐位牵引法使用的牵引带一般用薄帆布或厚棉布制成，有大、中、小三种规格。注意切勿选用透气性不良的人造纤维材料。

◆ 牵引力线应根据病情而定。对早期轻型患者，以颈椎自然仰伸位为最好。髓核突出或脱出及椎体后缘骨刺形成者不宜前屈，以椎管狭窄及黄韧带松弛或肥厚为主者则不宜仰伸。

	是	否
15. 采用齿轮自锁式牵引器牵引结束时，较为舒适的方法是患者扶住坐椅站起，令牵引力逐渐减弱。	☐	☐
16. 因椎节不稳、髓核突出或脱出而导致的根性颈椎病，以及症状波动较大的根性颈椎病，用大重量牵引法疗效最好。	☐	☐
17. 大重量牵引法对由于椎节不稳或髓核突出等造成脊髓前方动脉受压的脊髓型颈椎病疗效较好。	☐	☐
18. 大重量牵引法对于以钩椎关节不稳或以不稳为主伴有骨质增生所造成的椎动脉供血不全的椎动脉型颈椎病效果好。	☐	☐
19. 落枕和心血管疾患者慎用大重量牵引法。	☐	☐
20. 坐位自我牵引疗法对于急性期、患节局部软组织、关节囊壁水肿、充血、渗出等可产生固定制动作用，使其迅速消解。	☐	☐
21. 坐位自我牵引治疗最初几天，少数患者可有头晕、头胀或颈背部疲劳感，交感神经型和椎动脉型颈椎病患者更为多见。	☐	☐
22. 骨折片移入椎管致脊髓卡压者绝对禁止使用牵引疗法。	☐	☐
23. 简易颈围对于椎动脉型颈椎病患者尤为重要。	☐	☐
24. 颈围可以治疗颈椎病，适宜于各型颈椎病患者，故应长期穿戴。	☐	☐

答案：

15. 是　16. 是　17. 是　18. 是　19. 是　20. 是　21. 是　22. 是　23. 否
24. 否

重点提示：

◆ 当采用齿轮自锁式牵引器进行牵引时，牵引力可随时调整，以颈部无疼痛不适，颌面、耳、颞部没有明显压迫感为宜。牵引结束时，如牵拉复位杆之绳索，齿轮自锁即瞬时失效，牵引力忽然消失，会出现颈部不适感。较为舒适的方法是患者扶住坐椅站起，令牵引力逐渐减弱。

◆ 大重量牵引法的适应证有：①因椎节不稳、髓核突出或脱出而导致的根性颈椎病，以及症状波动较大的根性颈椎病，用此法疗效最好。②对由于椎节不稳或髓核突出等造成脊髓前方动脉受压的脊髓型颈椎病疗效较好。但此型颈椎病操作中易出现意外或加重病情，所以应由临床经验丰富者操作，并密切观察锥体束征变化，一旦恶化马上中止。③对于以钩椎关节不稳或以不稳为主伴有骨质增生所造成的椎动脉供血不全的椎动脉型颈椎病效果好。

◆ 牵引治疗最初几天，少数患者可有头晕、头胀或颈背部疲劳感，交感神经型和椎动脉型颈椎病患者更为多见。遇到这种情况，应该从小重量、短时间开始牵引，以后根据每个患者的具体情况，逐渐增加牵引重量和延长牵引时间。个别患者不能耐受牵引治疗，应更换治疗方法。

◆ 颈椎骨折或骨折片移入椎管致脊髓卡压者等，都不适用于颈椎牵引法治疗。

◆ 简易颈围对于脊髓型颈椎病患者尤为重要。

◆ 颈围可适宜于各型颈椎病患者，对急性发作期患者，尤其对颈椎间盘突出、交感神经型及椎动脉型颈椎病患者更为适合。但是，长期应用颈围可引起颈背部肌肉萎缩、关节僵硬，不但无益，反而有害，所以穿戴时间不宜过长，且在应用期间要经常进行医疗体育锻炼，或配合其他治疗，如牵引、理疗、按摩等，在症状逐渐减轻后，要及时去除，加强肌肉锻炼。一般说来如病情较轻，于外出时戴上为宜。如无不适感可持续戴2~3个月。

（七）其他疗法

	是	否
1. 生物全息律理论认为生物机体的每一相对独立部分都是整体的缩小，它可以包括整个机体的全部信息。	□	□
2. 生物全息疗法治疗颈椎病，方便、简单、见效快、无不良反应，并且不受时间、地点及其他条件限制，深受广大医务工作者及患者喜爱。	□	□
3. 应用于颈椎病的生物反馈疗法主要是应用肌电生物反馈仪将颈部肌肉生物电流显示为声、光、阴极射线波束图像。让患者逐渐通过反馈信号放松颈部的肌肉，解除肌肉痉挛，从而消除疼痛症状。	□	□
4. 高压氧治疗颈椎病时颈动脉血流相对降低，而椎动脉血流量增加，这样有利于改善头痛、头晕的症状。	□	□
5. 髓核化学溶解法最早用于颈椎病特别是颈椎间盘突出的治疗。	□	□
6. 髓核化学溶解法常用的治疗用药有木瓜凝乳蛋白酶。	□	□
7. 髓核化学溶解法中，曾经用过番木瓜凝乳蛋白酶的患者再次使用时，有产生过敏并发症的可能。	□	□
8. 封闭疗法对急慢性颈肩痛的治疗效果很明显。	□	□
9. 严重的肾功能障碍者可改用利多卡因或其他药物进行封闭。	□	□
10. 硬膜外封闭治疗颈椎病法既可用于治疗，又具有一定鉴别意义。	□	□
11. 硬膜外封闭治疗颈椎病方法对脊髓型颈椎病有显著的疗效。	□	□
12. 使用普鲁卡因进行封闭时，若中毒可注入足量的维生素 C 与抗过敏药物。	□	□
13. 使用普鲁卡因进行封闭时，如果中毒反应比较重时，给予麻黄碱 0.015～0.025 克肌内或皮下注射。	□	□

答案：

　1. 是　　2. 是　　3. 是　　4. 是　　5. 否　　6. 是　　7. 是　　8. 是　　9. 是
10. 是　　11. 否　　12. 是　　13. 是

重点提示：

◆ 生物全息律理论认为生物机体的每一相对独立部分都是整体的缩小，它可以包括整个机体的全部信息。如耳、足、第二掌骨节肢等部位就存在着一系列有规律的穴位群，并与整体的部位或器官相对应。根据这些新穴位有无压痛及其压痛位置，可以判断机体有无病症及病症部位，然后在痛点上按压、针刺或按摩，来治疗与机体相对应的疾病，这种方法称为生物全息疗法。此法治疗颈椎病，方便、简单、见效快、无不良反应，并且不受时间、地点及其他条件限制，故深受广大医务工作者及患者喜爱。

◆ 髓核化学溶解法最早用于治疗腰椎间盘突出症，随着研究进一步深入，也逐渐用于颈椎病特别是用于颈椎间盘突出的治疗。

◆ 髓核化学溶解法常用的治疗用药有木瓜凝乳蛋白酶。由于木瓜凝乳蛋白酶可以消除髓核中的多肽蛋白原分子基质，导致髓核脱水、皱缩，从而减少或消除突出或者脱出的椎间盘对神经根的刺激和压迫，从而达到治疗的目的。

◆ 封闭疗法对急慢性颈肩痛的治疗效果很明显，因为封闭疗法是将最有效的药物、在最短时间内、透入最需要的病灶处。只要封闭部位准确，就可达到迅速止痛的目的。

◆ 严重的肾功能障碍者不能使用普鲁卡因进行封闭。因为普鲁卡因的分解产物，最后要经过肾脏从尿中排出。此种情况可改用利多卡因或其他药物进行封闭。

◆ 硬膜外封闭治疗颈椎病方法的治疗机制是泼尼龙（强的松龙）等药物注入硬膜外腔后，使局部反应性炎症消退，从而对硬膜囊内外的血供及窦椎神经起到调节与平衡作用，由此改善某些类型颈椎病的症状。此方法既可用于治疗，亦具有一定鉴别意义（对脊髓型颈椎病无显效）。

◆ 使用普鲁卡因进行封闭时，若中毒反应较重，给予麻黄碱 0.015～0.025 克肌内或皮下注射；巴比妥类药物，如硫喷妥钠或安眠朋钠，静脉注入，以减少中毒症状，对抗惊厥。

	是	否
14. 颈椎病的硬膜外激素疗法中，皮质激素被选用于颈椎病的治疗。	□	□
15. 颈椎病的硬膜外激素疗法中，应用激素的过程同时加入生理盐水或者 0.5%~1%普鲁卡因溶液。	□	□
16. 颈椎结核，心、肝、肾功能不全，过敏体质和年迈体弱的颈椎病患者均可使用硬膜外激素疗法。	□	□
17. 硬膜外激素封闭疗法所用药液一般是 5 毫升醋酸泼尼龙（强的松龙）混悬液加 2%利多卡因 5 毫升。	□	□
18. 硬膜外激素封闭疗法主要适用于颈型、神经根型、椎动脉型以及轻度脊髓型颈椎病患者。	□	□
19. 硬膜外激素封闭疗法局部麻醉穿刺点一般选择于颈椎 7、胸椎 1 棘突间。	□	□
20. 硬膜外激素滴注法是在第 3 胸椎处做椎管硬膜外穿刺，插入导管到第 6 颈椎之下，然后接上输液瓶，点滴大量加入激素药液的方法。	□	□
21. 一侧肩胛骨内上角即肩胛提肌附着部位有明显压痛点时，可以做局部封闭治疗。	□	□
22. 颈椎旋转复位法主要对颈椎小关节紊乱、颈椎半脱位、颈型颈椎病疗效最好。	□	□
23. 对于椎骨发育狭窄者，脊髓本身受压者，肿瘤、骨折畸形以及后纵韧带骨化者要禁止施行旋转复位手法。	□	□
24. 常用封闭药物中，利多卡因不良反应的发生率比普鲁卡因高，禁用于二度、三度房室传导阻滞、有癫痫大发作史、肝功能严重不全者。	□	□
25. 常用封闭药物中，布比卡因与碱性药物混合会发生沉淀。	□	□
26. 常用封闭药物中，布比卡因临床上仅用于麻醉。	□	□

答案:

14. 是　15. 是　16. 否　17. 是　18. 是　19. 是　20. 否　21. 是　22. 是

23. 是　24. 是　25. 是　26. 否

重点提示:

◆ 颈椎病的硬膜外激素疗法中, 皮质激素被选用于颈椎病的治疗, 主要原理有两个方面作用。一是它有降低毛细血管通透性、减少充血、抑制炎性浸润和渗出的作用。二是颈椎病的许多症状大多是因为受累的神经根被过度牵拉、压迫, 所以在硬膜外滴注或是注射激素可以消除神经根的疼痛, 从而达到治疗颈椎病的目的。除此之外, 应用激素的过程中, 同时加入生理盐水或者0.5%~1%普鲁卡因溶液, 可使神经与神经、组织与神经间的粘连分离, 加用维生素类药物则可以增强神经组织的营养代谢, 使发炎的神经组织得到更好的恢复。

◆ 激素的硬膜外治疗方法主要分滴注和封闭两种方法。除了有全身或者局部感染, 颈椎结核, 心、肝、肾功能不全, 过敏体质和年迈体弱者之外, 一般颈椎病患者都可应用这一方法。

◆ 硬膜外激素封闭疗法主要是将激素一次性注入硬膜外腔的一种方法, 所用药液一般是 5 毫升醋酸泼尼龙（强的松龙）混悬液加2%利多卡因 5 毫升。它主要适用于颈型、根型、椎动脉型以及轻度脊髓型。

◆ 硬膜外激素滴注法是在第 2 胸椎处做椎管硬膜外穿刺, 插入导管到第 7 颈椎之下, 然后接上输液瓶, 点滴大量加入激素的药液的方法。

◆ 颈椎旋转复位法主要对颈椎小关节紊乱、颈椎半脱位、颈型颈椎病疗效最好。对于因为椎节不稳和髓核突出的神经根型颈椎病以及因钩椎关节不稳为主之椎动脉型颈椎病更理想。而对于椎骨发育狭窄者, 脊髓本身受压者, 肿瘤、骨折畸形以及后纵韧带骨化者等要禁止施行旋转复位手法。

◆ 常用封闭药物中, 利多卡因常用剂量一般不会引起不良反应, 但不良反应的发生率比普鲁卡因高, 心肝功能不全者应适当减量。禁用于二度、三度房室传导阻滞, 有癫痫大发作史, 肝功能严重不全者。

◆ 常用封闭药物中, 布比卡因在血液中浓度低, 体内蓄积少, 作用持续时间长, 为一种比较安全的长效局部麻醉药, 临床上不仅用于麻醉, 还用于神经阻滞。

五、颈椎病的预防

	是	否
1. 颈椎病的防治原则要突出一个"早"字，早防治以取得最好的防治效果。	☐	☐
2. 预防颈椎病，应避免高枕睡眠的不良习惯。	☐	☐
3. 睡眠体位应使胸部、腰部保持自然曲度，双髋、双膝呈屈曲状，使全身肌肉放松。	☐	☐
4. 预防颈椎病的活动中有椎间盘变性者，不宜做颈椎转动。	☐	☐
5. 老年人的颈椎病大多有椎间盘突出和钩椎关节错位情况存在，可请家人用手牵引颈部或在家中安装颈椎吊带。	☐	☐
6. 中医认为胡桃、山萸肉、黑芝麻等具有补肾益髓之功效，长期服用可起到强壮筋骨、推迟颈椎关节退变的作用。	☐	☐
7. 颈椎病患者，特别是脊髓型颈椎病患者，要格外注意防止颈部外伤。	☐	☐
8. 对习惯侧卧者，枕头高度以棘突中点至肩峰外侧缘的距离为佳。	☐	☐
9. 预防颈椎病需从青年时期起即重视枕头对颈部的保护作用。	☐	☐
10. 仰卧时，枕头要保持颈曲的弧度，仰卧时枕头边缘应呈斜坡形。	☐	☐
11. 正确的睡眠姿势是以仰卧为主，左、右侧卧为辅。	☐	☐
12. 眼疲劳要警惕颈椎病。	☐	☐
13. 胸罩穿戴不当易患颈椎病。	☐	☐
14. 仰卧洗头会伤害颈椎健康。	☐	☐
15. 颈椎病在冬季的发病率最高。	☐	☐

答案：

　1. 是　　2. 是　　3. 是　　4. 是　　5. 是　　6. 是　　7. 是　　8. 是　　9. 是

10. 否　11. 是　12. 是　13. 是　14. 是　15. 是

重点提示：

◆ 预防颈椎病，就应避免高枕睡眠的不良习惯。头颈具有正常的生理弧度，即颈脊柱轻度前凸。这种生理曲线不仅保证了颈椎外在肌群的平衡，还对保持椎管内的生理解剖具有重要作用。枕头太高，头颈过度前屈，则颈椎后方的肌群与韧带易引起劳损，同时椎管硬膜囊后壁被拉紧，脊髓前移，并对脊髓带来压迫。若椎间盘髓核有突出，椎体后缘有骨刺形成，更加重这种压迫。所以枕头过高会对颈部肌肉、韧带、关节囊、脊髓、神经根及椎体造成不利影响。长期作用会加速颈椎的退行性病变。因此，应根据颈椎前凸的生理弧度，调整枕头的高低。

◆ 脊髓型颈椎病患者由于颈椎退变和不稳定，椎管容量变小，脊髓在椎管内呈容量饱和状态，加之脊髓硬膜、神经根粘连，受压时退缩余地小，故即使轻微的颈部外伤也会加重脊髓受压，引起症状加重。所以，颈椎病患者，特别是脊髓型颈椎病患者，要格外注意防止颈部外伤。

◆ 仰卧时，枕头要保持颈曲的弧度，仰卧时枕头边缘应保持弧形，不能呈斜坡形。

◆ 眼睛长时间聚焦造成的疲劳，使神经对颈部及肩部的肌肉运动的控制失调，出现慢性疼痛。眼睛不但是心灵的窗口，还可以反映颈椎病。

◆ 胸罩穿戴不当易患颈椎病。此类颈椎病患者的肩、背局部肌肉，如背阔肌、肩胛角肌以及胸锁乳突肌呈不同程度的老化，X 线检查则表现为颈椎肥大性改变。临床上称此类症状为"胸罩综合征"。引起"胸罩综合征"是因长期使用窄带式的胸罩或胸罩尺寸偏小，穿戴过紧引起的。

◆ 仰卧洗头会伤害颈椎健康。医学专家称此类的医案为"发廊洗头综合征"。当仰卧洗头的时间较长时，就会对颈部的后面增加压力，使颈椎动脉受到压迫，影响大脑的血液供应，导致头晕、恶心、昏厥，甚至发生脑卒中的情况。此外，仰卧洗头时颈椎可能会过度后伸，将会使颈部脊椎神经或其神经根受到极大的压迫力，继而出现上肢麻痹、头痛与面瘫等症状。

	是	否
16. 青年人出现颈性眩晕，治疗时应给予改善脑血循环的药物，常可得到立竿见影的效果。	□	□
17. 颈椎病和骨质疏松有关系，应常喝牛奶，晒太阳，必要时服用钙剂。	□	□
18. 防止"书包综合征"最好的方法是避免用单肩挎包，宜用斜背挎包或背囊式背包。	□	□
19. 减轻教师的劳动负担，避免长期劳累伏案工作，改善办公条件，配备可调式座椅都是防止颈椎病的有效方法。	□	□
20. 冬天是治疗颈椎病的最佳时机。	□	□
21. 风寒、潮湿等季节要当心颈椎病，注意颈部保暖。	□	□
22. 颈源性眩晕颈椎病发作时要适当卧床休息，严重者常常应卧床休息 2~3 周。	□	□
23. 长时间"赖床"极易发生腰、颈疾病。	□	□
24. 从现代医学观点来看，肝肾亏虚、气血不足而引起的颈椎病症状，包括椎动脉型、神经根型和交感型颈椎病的大部分症状。	□	□
25. 由寒痰引起的骨痹刺痛、四肢不举、厥冷等症状，包括椎动脉型、神经根型颈椎病的许多症状。	□	□
26. 气滞血瘀引发的颈椎病包括神经根型颈椎病的许多症状。	□	□
27. 不仅在术后恢复期，即使是在其后较长期间内，也仍然不可让患者颈部做过多活动，以减少其负荷。	□	□
28. 软骨组织的营养是通过血液供给来进行营养交换的。	□	□
29. 对于颈椎不好的人来说，木板床、棕绷床是上选，而那种过分柔软的床不利于颈椎。	□	□
30. 棕绷床透气性好、柔软、富有弹性，比较适合颈椎病患者的使用。	□	□
31. 对颈椎退变关系最为密切而又直接的因素是长期低头工作，即颈椎长时间处于屈曲位或某些特定的体位，以致椎间隙内压增高引起的一系列问题。	□	□

答案：

16. 是　17. 是　18. 是　19. 是　20. 否　21. 是　22. 是　23. 是　24. 否

25. 否　26. 是　27. 是　28. 否　29. 是　30. 是　31. 是

重点提示：

◆ 若青年人出现颈源性眩晕，常由其他原因引起，如寰枕畸形、颈肋等先天畸形。对此，治疗时应给予改善脑血循环的药物，如给予扩张颅内血管、改善微循环以及消除脑水肿等的药物，常可得到立竿见影的效果。

◆ 防止"书包综合征"最好的方法是避免用单肩挎包，宜用斜背挎包或背囊式背包。这样就可避免收缩肌肉，抬高肩部稳定挎包。

◆ 夏天天气炎热，人体的血液循环加快、关节韧带肌肉变舒展，正是治疗颈椎病的最佳时机。

◆ 天气变冷以后，暴露在外的颈部肌肉的血液循环慢，代谢物质排泄也缓慢，常可导致局部发生肿胀。同时，颈部肌肉受到冷的刺激以后，局部肌肉会产生保护性收缩，以防止过分散热。这样，颈部张力增高，出现力的失衡，会导致颈椎间隙变窄，神经、血管受压，增加了颈椎病发病的危险，这一反应在颈部已有损伤的情况下就更容易发生。所以，在深秋、寒冬要注意颈部保暖。

◆ 颈源性眩晕颈椎病发作时要适当卧床休息，以减轻肌肉痉挛与头部重量对椎间盘的压力，使神经受压与局部水肿情况减轻。严重者常常应卧床休息2~3周。

◆ 坐在床上工作、学习，颈部、腰部、腿部弯曲度不符合生理要求，长时间会引发颈椎病与腰椎间盘等骨科疾病，还不利于腿部血液循环，易导致便秘。轻则要接受牵引、理疗、药物治疗，重则需要手术。

◆ 从现代医学观点来看，肝肾亏虚、气血不足而引起的颈椎病症状，包括椎动脉型、神经根型和脊髓型颈椎病的大部分症状。

◆ 由于痰湿凝阻引起的证候十分广泛，所以在人体不同部位可引起不同症状。由风痰可引起呕吐、头晕、突然跌倒、四肢麻木等症状；由寒痰可引起骨痹刺痛、四肢不举、厥冷等症状，包括椎动脉型、交感型颈椎病的许多症状。

◆ 软骨组织的营养不是通过血液供给，而是通过压力的变化来进行营养交换。如果缺乏活动，软骨就会营养不良，进而退化。

	是	否
32. 纠正不良的工作体位，原则上使头、颈、胸保持正常生理曲线为佳。	☐	☐
33. 颈椎病的发生发展中，按照祖国医学的认识与外感风寒湿邪、经脉阻滞、气血不畅有关，风寒、风湿为两大主要的诱发因素。	☐	☐
34. 桌椅凳高低合适预防颈椎病中，桌子高度以坐位时和肘的高度相平为宜；椅子最好是软木椅，椅背需近似倒 S 形。	☐	☐
35. 专家认为，正确的坐姿应该是双臀均匀踏实地坐定，上身略后倾，腰背紧密地贴靠在椅背上，双下肢平展轻松，双脚和肩平行，全脚平稳着地。	☐	☐
36. 在单位工作中，转椅、摇椅、升降椅等最好不要作为工作用椅。	☐	☐
37. 工作时，桌子的高度以坐位时低于肘的高度为宜。	☐	☐
38. 对于需要长期保持坐姿的人来说，背部和地板呈 90° 角是理想的角度，对脊椎的压力最小。	☐	☐
39. 如果要保持坐直与颈椎生理前曲的姿势，这时镜片和镜腿间的夹角应为 50°，镜片与面颊的角度应为 70°，并应使镜片的下缘尽可能贴近面颊。	☐	☐
40. 在开始感觉到颈部有时酸痛和肩部不适的时候，经常按摩、揉擦大杼穴，沿着大杼穴上下拍打，每天抽时间做 2~3 次，每次 10 分钟，能促进气血的畅通，避免在大杼穴形成气血的瘀阻。	☐	☐
41. 若颈椎病已经形成，出现明显的颈肩背部疼痛时，自我保健只需按摩或用梅花针刺激大杼穴就足够了。	☐	☐
42. 急性的颈肩疼痛，伴有颈肩肌肉肿胀时，可以刺激大杼穴或用梅花针轻刺激穴位一带，起到促进穴位微循环好转的作用。	☐	☐
43. 按摩百会穴可以起到健脑宁神、益气固脱的功效。	☐	☐
44. 颈椎病手术中发生神经损伤时，对神经附近的出血尽量采用明胶海绵压迫法。	☐	☐
45. 脊髓型颈椎病并发有椎管狭窄或椎体后骨赘者行前路手术时，应为方便切口暴露而让患者颈部呈过伸位。	☐	☐

答案:

32. 是　33. 是　34. 否　35. 是　36. 是　37. 否　38. 否　39. 是　40. 是

41. 否　42. 否　43. 是　44. 是　45. 否

重点提示:

◆ 纠正不良的工作体位,应调整桌面或工作台的高度和倾斜度,防止头颈部长时间处于仰伸状或屈颈状,原则上使头、颈、胸保持正常生理曲线为佳。

◆ 桌椅凳高低合适预防颈椎病:①桌子:高度以坐位时和肘的高度相平为宜;②椅子:最好是硬木椅,椅背需近似倒S形;③凳子:可作为真正的座位。

◆ 在单位工作中,椅子应以硬木质地为宜,折叠椅也勉强能用,转椅、摇椅、升降椅等最好不要作为工作用椅。

◆ 工作时,桌子的高度以坐位时和肘的高度相平为宜,这样便于敲击键盘与书写,双肘尽可能不要接触桌面,以免患上"学生肘"。

◆ 专家认为,对于需要长期保持坐姿的人来说,背部和地板呈135°角是理想的角度,将身体自然放松,脚和地板保持接触,这样的姿势对脊椎的压力最小。

◆ 如果要保持坐直与颈椎生理前曲的姿势,这时镜片和镜腿间的夹角应为50°,镜片与面颊的角度应为70°,并应使镜片的下缘尽可能贴近面颊,这样才能使视线和镜片的角度为直角而方便阅读。

◆ 若颈椎病已经形成,出现明显的颈肩背部疼痛时,此时,只靠按摩或用梅花针刺激大杼穴就不够了,自我保健还需要配合风池、肩井和外关等穴位,可以用按摩、梅花针敲打以及拔火罐的方法。

◆ 急性的颈肩疼痛,伴有颈肩肌肉肿胀时,则不可强力刺激大杼穴,以免加重肌肉的肿胀,使疼痛更严重。只可用梅花针轻刺激穴位一带,起到促进穴位微循环好转的作用。

◆ 颈椎病手术中,对神经的损伤主要是手术者在手术中粗暴操作或者是操作不当、失手等原因造成,故手术者除了要熟悉颈部解剖以及神经走行与毗邻体系外,手术操作应该认真细致、轻柔,要求有较好的照明条件,尽量在直视下操作,对神经附近的出血尽量采用明胶海绵压迫法,禁止任意钳夹,更不宜使用电凝止血,避免盲目施术。

◆ 脊髓型颈椎病合并有椎管狭窄或椎体后骨赘者行前路手术时,患者体位极其重要,不应为方便切口暴露而让颈部呈过伸位,以免造成体位性脊髓损伤。

六、颈椎病的自我调养

（一）自我保健

	是	否
1. 自我保健可以延缓颈椎病退变过程。	☐	☐
2. 椎动脉型颈椎病患者眩晕症状明显或伴有供血不足症状，侧转和旋转动作要少做、慢做，甚至暂时不做。	☐	☐
3. 颈椎前路椎体间及后路大块骨片架桥植骨和人工关节植入的患者术后第 3 个月可以进行适当地锻炼。	☐	☐
4. 神经根型颈椎病患者应尽量少低头，也不要做颈部后仰动作。	☐	☐
5. 颈椎病患者枕头的形状以中间低、两端高的元宝形最好。	☐	☐
6. 舒张压大于 120mmHg、且有自觉症状的颈椎病患者可以适当采用体育锻炼疗法。	☐	☐
7. 颈椎病患者在跑步前应先散步，甩臂，10 分钟后才可起跑，先慢而后逐渐加快。	☐	☐
8. 颈椎病患者应多食豆类制品、怀山药等。	☐	☐
9. 颈椎病患者哪个关节不好，多活动活动就好了。	☐	☐
10. 颈椎病患者不要随意转头。	☐	☐
11. 推拿端提颈部是治疗颈椎病的安全方法。	☐	☐
12. 医疗体育对于轻度、中度颈椎病患者及手术后恢复期患者显得特别重要，而且对于预防和防止颈椎病的复发也有极其重要的意义。	☐	☐
13. 体育锻炼可以增强肌肉、韧带、关节囊等组织的张力，加强颈椎稳定性。	☐	☐
14. 在手术前进行体育疗法对颈椎局部的病理状态有较大改善，肌肉力量也有所增强。	☐	☐
15. 静息状态下脉搏每分 100 次以上的颈椎病患者不宜采用体育锻炼疗法。	☐	☐

答案：

1. 是　　2. 是　　3. 否　　4. 是　　5. 是　　6. 否　　7. 是　　8. 是　　9. 否

10. 是　11. 否　12. 是　13. 是　14. 是　15. 是

重点提示：

◆ 生理年龄增长与颈部慢性损伤是颈椎间盘退变的主要因素。在颈椎病的预防中，特别不能忽视正常人、尤其是中老年人的自我保健工作，应注意避免外伤、过度劳累及不良姿势和运动方式不当的损害，从而延缓或减轻退变，避免颈椎病的发生。

◆ 椎动脉型颈椎病患者，进行侧转运动容易压迫椎动脉而加重原有眩晕症状。所以，椎动脉型患者眩晕症状明显或伴有供血不足症状，侧转和旋转动作要少做、慢做，甚至暂时不做。

◆ 颈椎病患者手术之后，因恢复和愈合的基本条件之一是局部完全制动，故在术后 3 个月内忌做过多的颈部体操和活动，特别是颈椎前路椎体间及后路大块骨片架桥植骨和人工关节植入的患者更不要进行锻炼。

◆ 由于后仰时常会增加对神经根的压迫，神经根型颈椎病患者应尽量少低头，也不要做颈部后仰动作。

◆ 枕头的形状以中间低、两端高的元宝形最好。此种形态可利用中间凹陷部来维持颈椎的生理曲度，对头颈部可起到相对制动和固定作用。

◆ 体育锻炼对一般颈椎病没有什么特别的禁忌证，但下述特殊情况不宜采用体育锻炼疗法：①发热：体温高于38℃以上者；②静息状态下脉搏每分100次以上者；③舒张压大于120mmHg且有自觉症状者；④收缩压低于100mmHg伴有自觉症状者；⑤心功能不全，伴有心源性哮喘、呼吸困难、心源性水肿以及胸水、腹水者；⑥近期内有心肌梗死发作史者；⑦严重心律不齐者；⑧在安静时有心绞痛发作者；⑨体质非常虚弱者。

◆ 颈椎是个较为特殊的地方，如果颈椎出了问题反而是动得越少越好。对于颈椎病患者来说，椎间盘的退行性变使颈椎更加脆弱，发病期间若过多地活动会加速颈椎间盘的老化，使增生的骨质刺激血管与神经，从而加重病情。

◆ 发生颈痛之后，应先找骨科医生检查，做出明确诊断。千万不要轻易按摩或找人推拿端提。每年都有因误诊误治"颈椎病"、推拿端提颈部导致症状加重或出现瘫痪的患者。端脖子是很危险的动作，所以推拿端提颈部不是治疗颈椎病的安全方法。

	是	否
16. 颈椎病患者的颈部运动以一般的伸、屈、侧屈活动和侧转运动为主。	☐	☐
17. 椎动脉型颈椎病患者的慢性发作期间，除了做常规的牵引、推拿等治疗外，还可以运用自我导引疗法，常用的有五禽戏。	☐	☐
18. 卧床休息是治疗急性腰椎间盘突出症的重要手段之一。	☐	☐
19. 在手术创伤反应期过后，如果患者病情平稳，康复训练即可进行。首先要进行四肢远端一些小范围关节运动。	☐	☐
20. 重型颈椎病患者进行生活保健时，首先应进行肌力训练。	☐	☐
21. 对于颈椎病患者来说，锻炼后应多吃些滋阴、润肺、补液生津的食物，如梨、芝麻、蜂蜜、银耳等。	☐	☐
22. 颈椎病患者最好采取侧卧或仰卧，不可俯卧。	☐	☐
23. 伏案工作者，应注意减少久坐及连续工作的时间和强度。工作 1 小时后应休息 15 分钟，活动一下颈部，自我按摩颈部肌肉片刻，或到室外活动一下。	☐	☐
24. 颈椎病椎体后缘增生明显者，枕头可相应偏低些；黄韧带肥厚、钙化者，枕头应偏高些。	☐	☐
25. 颈椎病患者应该做一些力所能及的家务劳动，不要做突然的运动，比如跑去接听电话、炒热菜等。	☐	☐
26. 对于颈椎说来，良好的姿势应当是保持颈部平直，即：收颏，头上顶稍后移。	☐	☐
27. 暗示治疗可使颈椎病所出现的心慌、胸闷、腹胀、头痛、多汗，甚至出现的上下肢麻木、酸胀及性功能下降等症状得到改善。	☐	☐
28. 中老年人的体育锻炼以太极拳、太极剑较为合适，也可结合自己的实际情况练气功。	☐	☐
29. 颈椎病患者出现的上肢或下肢肌肉无力经过训练都可能增强力量。	☐	☐
30. 拐杖在严重的脊髓型颈椎病患者中较为常用。	☐	☐
31. 颈椎病患者选择拐杖的具体要求是：拐杖的高度以站立时拐杖上端距腋下 5 厘米为宜。	☐	☐

答案：

16. 是　17. 是　18. 是　19. 否　20. 是　21. 是　22. 是　23. 是　24. 否
25. 是　26. 是　27. 是　28. 是　29. 是　30. 是　31. 否

重点提示：

◆ 因颈椎病为退变性疾病，故颈椎病患者的颈部不宜做剧烈运动，以一般的伸、屈、侧屈活动和侧转运动为主。

◆ 颈椎间盘突出症及各型颈椎病的急性发作期或者初次发作的患者，要注意休息，病情严重者最好卧床休息2~3周。卧床时，腰椎间盘内压力会降低70%；而弯腰提取重物时，椎间盘内压力的增加将超过100%，故卧床休息是治疗急性腰椎间盘突出症的重要手段。

◆ 在手术创伤反应期过后，如果患者病情平稳，康复训练即可进行。首先要进行一些深呼吸运动，这样可以防止肺部感染；同时可进行四肢远端一些小范围关节运动，如握拳、足背屈伸等。

◆ 重型颈椎病患者进行生活保健时，首先应进行肌力训练。对全身各组肌群都应加以训练使其尽快恢复相应肌力。必要时可采用一些器具与简易工具进行。体育疗法要从轻量级开始，循序渐进。体育疗法要根据患者情况进行。最好在体疗医师指导下进行。体育疗法能防止肌肉萎缩、关节僵直及畸形发生。

◆ 冬天气候干燥，温度较低，是肝气偏衰的季节，极易引起咽喉干燥、口舌少津、嘴唇干裂、鼻出血和便秘等症。对于颈椎病患者来说，锻炼后应多吃些滋阴、润肺、补液生津的食物，如梨、芝麻、蜂蜜、银耳等。

◆ 一个好的睡眠体位，可以使整个脊柱的生理曲度保持在一个最佳的位置，这种位置可以使劳累了一天的全身肌肉和关节得到松弛和调整。颈椎病患者睡觉时最好采取侧卧或仰卧，不可俯卧。养成经常变换体位的习惯。头颈部不可长久处于仰伸或屈抵状态。此外，还要防止受凉。

◆ 正常人仰卧位枕高12厘米左右，侧卧与肩等高，枕头的高低因人而异，约与个人拳头等高，颈椎病患者与正常人大致相同，椎体后缘增生明显者，枕头可相应偏高些；黄韧带肥厚、钙化者，枕头应偏低些。

◆ 颈椎病患者出现的上肢或下肢肌肉无力都是由于神经受到损害所致，这种神经损害多为不完全性的，因此，经过训练都可能增强其肌肉力量。

◆ 选择拐杖的具体要求是：拐杖的高度以站立时拐杖上端距腋下2~3厘米为宜，过高会压迫患者腋窝部的神经、血管，过低可迫使患者弯腰，导致疲劳。

（二）饮食原则

	是	否
1. 颈椎病患者应当以富含钙、蛋白质、维生素 B 族、维生素 C 和维生素 E 的饮食为主。	□	□
2. 老年颈椎病患者，平时在食疗中要重视协调补充对钙吸收有特殊作用的维生素 C 以及微量元素锌、碘、磷。	□	□
3. 颈椎病饮食疗法应立足于治本，即补肾益肝，兼顾理气养血，祛风抗邪。	□	□
4. 椎动脉型颈椎病患者应避免过量摄入高脂肪食物。	□	□
5. 有溃疡病的颈椎病患者应多喝肉汤等高蛋白质和富含维生素 C、维生素 B_1 和维生素 A 的食物。	□	□
6. 合并有糖尿病的颈椎病患者应多食粗粮、豆类、瘦肉等富含维生素 B_1 的食物。	□	□
7. 合并有慢性支气管炎的颈椎病患者，饮食宜清淡，可在主食的基础上选用新鲜蔬菜及健脾益肺之品。	□	□
8. 湿热阻滞经络型颈椎病患者，应多吃狗肉、羊肉等食物；寒湿阻滞经络型颈椎病患者，应多吃公鸡、鲤鱼、黑豆等食物；寒湿阻滞经络型颈椎病患者，应多吃葛根、苦瓜、丝瓜等蔬菜。	□	□
9. 颈椎病伴肝肾不足患者，应常吃枸杞子、菊花以平肝明目，常吃芝麻、桂圆，以滋阴补肾，同时应忌辛辣刺激性的食物。	□	□
10. 颈椎病伴视物模糊、流泪患者，宜多吃含钙、硒、锌类食物。如豆制品，动物肝、蛋、鱼、蘑菇、芦笋、胡萝卜等。	□	□
11. 颈椎病患者无须忌口。	□	□
12. 颈椎病患者特别应多食含维生素 C 的食品，如新鲜的水果、蔬菜等。	□	□

答案：

1. 是　　2. 否　　3. 是　　4. 是　　5. 否　　6. 是　　7. 是　　8. 否　　9. 是

10. 是　　11. 是　　12. 是

重点提示：

◆ 由于颈椎病是椎体增生、骨质退化疏松等引起的，所以颈椎病患者应当以富含钙、蛋白质、维生素 B 族、维生素 C 和维生素 E 的饮食为主。

◆ 老年颈椎病患者，平时要在食疗中配用清淡而富含蛋白质、维生素和微量元素的食物，特别要重视协调补充对钙吸收有特殊作用的维生素 D 以及微量元素锌、碘、磷，以促进人体骨组织的正常新陈代谢。

◆ 有溃疡病的颈椎病患者要选高蛋白质和富含维生素 C、维生素 B_1 和维生素 A 的食物，避免肉汤、香料、浓茶、浓咖啡、烈酒及过甜、过咸、过酸、过辣的食物；过硬或过于粗糙的大豆、芹菜、韭菜不宜多吃；煎、炸之品不宜食用；饮食要定时、定量。

◆ 合并有糖尿病的颈椎病患者禁止食入红糖、白糖、糖果、糕点、蜜饯、甜食等，适当补充蛋白质、脂肪，可选择适量的奶、蛋、鱼、蛋黄、肥肉及动物内脏；多食粗粮、豆类、瘦肉等富含维生素 B_1 的食物。

◆ 合并有慢性支气管炎的颈椎病患者，饮食宜清淡，可在主食的基础上选用新鲜蔬菜及健脾益肺之品（如枇杷、橘子、梨、大枣、莲子、杏仁、核桃、猪肺、牛肺、羊肺），忌食海鲜，不食刺激性食物（辣椒、胡椒、蒜、葱、韭菜等）。

◆ 如颈椎病属湿热阻滞经络者，应多吃些葛根、苦瓜、丝瓜等清热解肌通络的蔬菜；如属寒湿阻滞经络者，应多吃些狗肉、羊肉等温经散寒的食物；如属血虚气滞者，应多吃公鸡、鲤鱼、黑豆等食物。

◆ 颈椎病患者特别应多食含维生素 C 的食品，如新鲜的水果、蔬菜等。测试研究表明，维生素 C 具有增强人体免疫力与抗衰老的功能，对阻止颈椎病进一步发展有很大的帮助。

下　篇

预 防 训 练

一、徒手训练操（一）

本套徒手操与气功结合，适合病情较重者。要注意调节气息，做操时动作要柔和、舒缓。

每天早晚各做一遍。

【第一节】本节动作上下反复做 5 次。动作要舒展、轻松、缓慢，以不感到难受为宜。

<步骤一> 自然站立，双目平视，双脚分开，与两肩同宽，双手叉腰（图 1-1）。

<步骤二> 抬头后仰，同时吸气，双眼望天，停留片刻（图 1-2）。

<步骤三> 然后缓慢向前胸部位低头，同时呼气，双眼看地（图 1-3）。做由此动作时要闭上嘴，使下颌尽量紧贴前胸，停留片刻后再上下反复做 5 次。

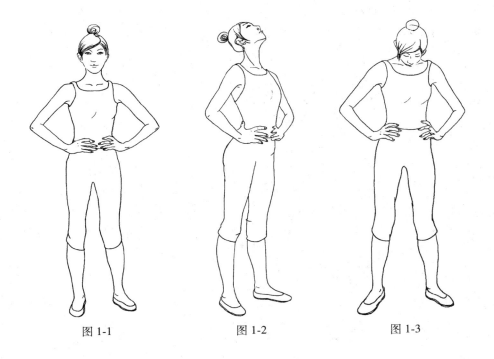

图 1-1　　　　　　　　图 1-2　　　　　　　　图 1-3

【第二节】本节动作反复做 5 次。

<步骤一> 自然站立，双目平视，双脚分开，与肩同宽，双手自然下垂（图 1-4）。

<步骤二> 举右臂到头上，手掌向下，抬头目视手心，身体慢慢转向右侧，停留片刻。在转身时，要注意脚跟转动 45 度，身体重心稍向前倾（图 1-5）。

<步骤三> 身体再转向左侧，旋转时要慢慢吸气，回转时慢慢呼气，整个动作要缓慢、协调。转动颈、腰部时，要尽量转到不能转为止（图 1-6）。

<步骤四> 停留片刻，恢复初始姿势。

<步骤五> 换左臂做同样动作。换左臂时，放下的手要沿耳根慢慢压下，反复做 5 次。

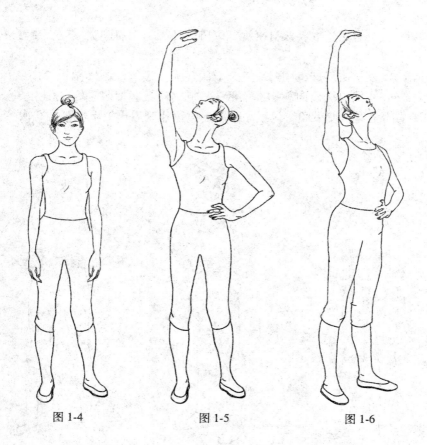

图 1-4   图 1-5   图 1-6

【第三节】本节动作反复交替做 5 次。整套动作要轻松、舒展，以不感到头晕为宜。

<步骤一>　自然站立，双目平视，双脚分开、与肩同宽，双手叉腰（图 1-1）。

<步骤二>　头部缓慢转向左侧，同时吸气于胸，让右侧颈部伸直后，停留片刻（图 1-7）。

<步骤三>　恢复原状。

<步骤四>　再缓慢转向右侧，同时呼气，让左侧颈部伸直后，停留片刻。

<步骤五>　恢复原状。

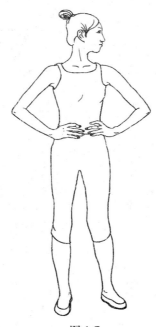

图 1-7

【**第四节**】本节动作反复做 5 次。注意在缩伸颈的同时要慢慢吸气，停留时要憋气，松肩时要尽量使肩、颈部放松。

<步骤一>　自然站立，双目平视，双脚分开，与肩同宽，双手自然下垂（图 1-4）。

<步骤二>　双肩慢慢提起，颈部尽量往下缩（图 1-8）。

<步骤三>　停留片刻后，双肩慢慢放松地放下，头颈自然伸出，恢复原状。

<步骤四>　将双肩用力往下沉，头颈部向上拔伸（图 1-9）。

<步骤五>　停留片刻后，双肩放松，并自然呼气，恢复初始姿势。

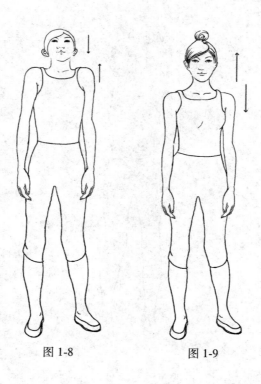

图 1-8　　　　　　　　图 1-9

【第五节】本节动作反复做 5 次。在头部摆动时需吸气，回到中位时慢慢呼气，做操时双肩、颈部要尽量放松，动作以慢而稳为佳。

<步骤一>　自然站立，双目平视，双脚分开，与肩同宽，双手叉腰（图 1-1）。

<步骤二>　头部缓缓向左肩倾斜，使左耳贴向左肩（图 1-10）。

<步骤三>　停留片刻后，恢复原状。

<步骤四>　头向右肩倾斜，右耳贴向右肩。

<步骤五>　停留片刻后，恢复原状。

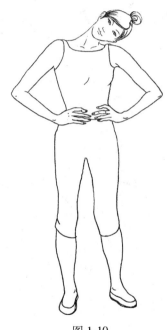

图 1-10

【第六节】 本节动作反复做 5 次。

<步骤一> 自然站立，双目平视，双腿分开，与肩同宽，双手自然下垂（图 1-4）。

<步骤二> 下颌往下前方波浪式屈伸。在做该动作时，下颌尽量贴近前胸，双肩扛起。下颌屈伸时要慢慢吸气（图 1-11）。

<步骤三> 抬头还原。还原时慢慢呼气，双肩放松，反复做 5 次，停留片刻。

<步骤四> 做下颌波浪式回收运动。由上往下时吸气，回收时呼气。

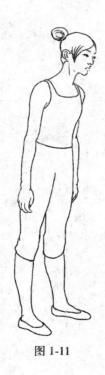

图 1-11

【第七节】本节动作反复做 5 次。

<步骤一>　自然站立，双目平视，双腿分开，与肩同宽，双手叉腰（图 1-1）。

<步骤二>　头顺时针缓慢旋转。旋转时慢慢吸气（图 1-12）。反复转 5 圈。

<步骤三>　恢复初始姿势，慢慢呼气。

<步骤四>　头逆时针缓慢旋转。旋转时慢慢吸气。反复转 5 圈。

<步骤五>　恢复初始姿势，慢慢呼气。

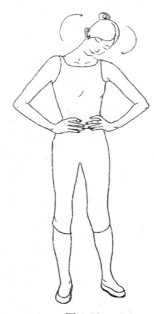

图 1-12

【第八节】本节动作反复做 5 次。

<步骤一> 自然站立，双目平视，双腿分开，与肩膀同宽，双手置于体侧（图 1-4）。

<步骤二> 双手缓慢向上举起，同时脖子尽量同下缩起，慢慢吸气（图 1-13）。

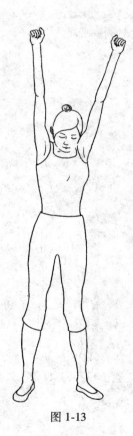

图 1-13

【第九节】本节动作反复做 5 次。

<步骤一>　自然站立，双目平视，双腿分开，与肩同宽，双手举于头顶，两臂伸直（图 1-14）。

<步骤二>　双手缓慢向下落于肩侧，同时脖子尽量向上伸起，慢慢吸气（图 1-15）。

<步骤三>　恢复初始姿势。慢慢呼气。

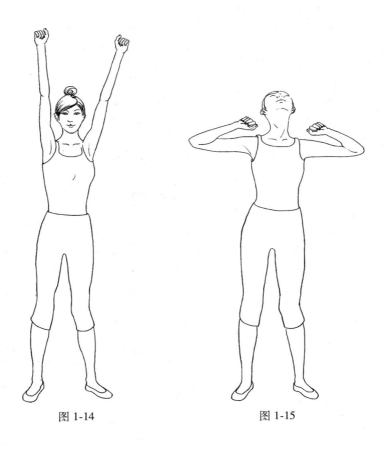

图 1-14　　　　　　　　　　　　图 1-15

【第十节】 本节动作连续做 5 次。

<步骤一>　自然站立，双腿分开，与肩同宽，双手叉腰（图 1-1）。

<步骤二>　头缓慢由下向上向左转，慢慢吸气。转到 90 度时用右手拍左肩（图 1-16）。

<步骤三>　恢复初始姿势，慢慢呼气。

以上动作连续做 5 次。

<步骤四>　头缓慢由下向上向右转，慢慢吸气。转到 90 度时用左手拍右肩。

<步骤五>　恢复初始姿势，慢慢呼气。

以上动作连续做 5 次。

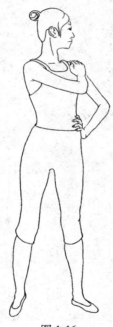

图 1-16

【第十一节】本节动作反复做 5 次。

<步骤一>　自然站立，两肘肩侧弯曲，两手搭在肩上（图 1-17）。

<步骤二>　以手指为轴向前缓慢旋转两肩，头部配合尽量向前伸。同时慢慢吸气（图 1-18）。

<步骤三>　恢复初始姿势，慢慢呼气。

以上动作反复做 5 次。

<步骤四>　以手指为轴向后缓慢旋转两肩，头部配合尽量向后仰。同时慢慢吸气（图 1-19）。

<步骤五>　恢复初始姿势，慢慢呼气。

以上动作反复做 5 次。

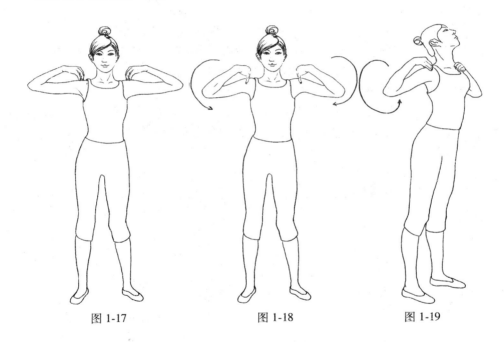

图 1-17　　　　　　　　　图 1-18　　　　　　　　　图 1-19

二、徒手训练操（二）

本套徒手操与推拿手法相结合，适合颈椎病病情较轻者。

每天早晚各做一遍。

【第一节】本节动作反复做 20 次，直到颈部感到酸胀。

注意要点：不要用过大过猛的抗力，前几次用力要小些，再逐渐加大，以避免颈部扭伤。切勿让颈部有任何旋转，而只是侧向屈伸。

<步骤一>　一手按头右侧，另一手叉在左侧腰间（图 2-1）。

<步骤二>　颈部用力把头向右倾倒，而右手则用力压住头部，不让其轻易倾倒，但逐渐完全倾倒（图 2-2）。如此反复做 20 次，直到颈部感到酸胀。

<步骤三>　左手按头左侧，右手叉在右侧腰间。

<步骤四>　颈部用力把头向左倾倒，而左手则用力压住头部，不让其轻易倾倒，但逐渐完全倾倒。如此反复做 20 次，直到颈部感到酸胀。

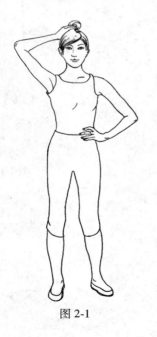

图 2-1

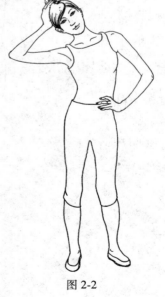

图 2-2

【第二节】本节动作反复做 20 次。

注意要点：头部屈伸时，身体不要前俯后仰，注意不要用过大过猛的抗力，前几次用力要小些，再逐渐加大，以避免颈部扭伤。切勿让颈部有任何旋转，而只是屈伸。

<步骤一>　双手十指交叉，放于脑后（图 2-3）。

<步骤二>　双手用力压头部，使其向前下屈，颈部则用力顶住，不让轻易下压，但逐渐被压到颌部触及锁骨柄处（图 2-4）。

<步骤三>　颈部用力把头向上抬起，而两手则用力压住头部，不让其轻易抬起，但逐渐抬到原位（图 2-3）。

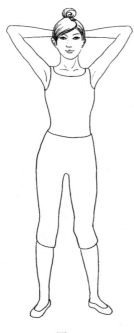 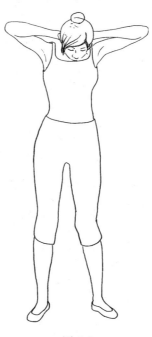

图 2-3　　　　　　　　　　　　　　　图 2-4

【第三节】本节动作反复做20次。

<步骤一> 双手成十字交叉，按在前额（图2-5）。

<步骤二> 双手稍用刀压前额，使其向后仰屈，颈部则用力顶住，不让轻易下压，但头逐渐被压到向后靠到底（图2-6）。

<步骤三> 颈部用力把头向上抬起，而两手则用力压住前额，不让其轻易抬起，但逐渐抬到原位。

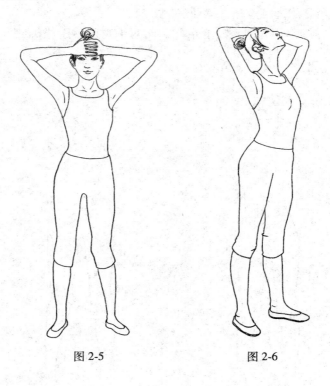

图 2-5　　　　　　　　　　图 2-6

【第四节】本节动作反复做 20 次。

<步骤一> 双手成十字交叉，按在头顶（图 2-7）。

<步骤二> 双手稍用力压头顶，使其向下缩（图 2-8），颈部则用力顶住，并向上伸，但逐渐下缩到底。

<步骤三> 头再上伸，双手仍下压，逐渐头部挺起到最大程度。

<步骤四> 恢复初始姿势。

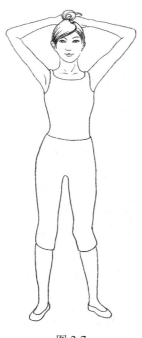 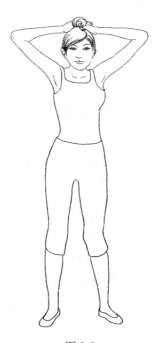

图 2-7 　　　　　　　　　　图 2-8

【第五节】本节动作反复做 20 次。

<步骤一>　头部挺起，双手托住两腮（图 2-9）。

<步骤二>　头部下缩，双手则用力托住头，但头逐渐下缩到最大程度（图 2-10）。

<步骤三>　恢复初始姿势。

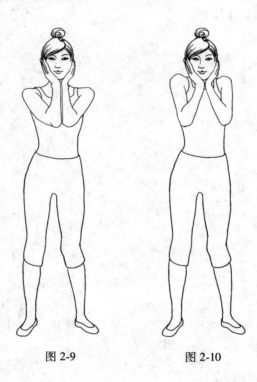

图 2-9　　　　　　　　　　图 2-10

【第六节】本节动作反复做 20 次。

<步骤一>　双手按在脖子后部（图 2-11）。

<步骤二>　脖子向后顶，双手则按在脖子两侧向前滑，阻挡脖子同后顶，直到双手滑开脖子为止（图 2-12）。

<步骤三>　恢复初始姿势。

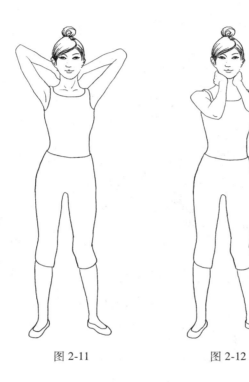

图 2-11　　　　　　　图 2-12

【第七节】 本节动作反复做20次。

<步骤一> 头左转90度，左手按在脑后，右手按在额前（图2-13）。

<步骤二> 头逐渐向前转，双手则阻挡头前转，但头最终转到正前方（图2-14）。

<步骤三> 恢复初始姿势。

以上动作反复做20次。

<步骤四> 头右转90度，右手按在脑后，左手按在额前。

<步骤五> 头逐渐向前转，双手则阻挡头前转，但头最终转到正前方。

<步骤六> 恢复初始姿势。

以上动作反复做20次。

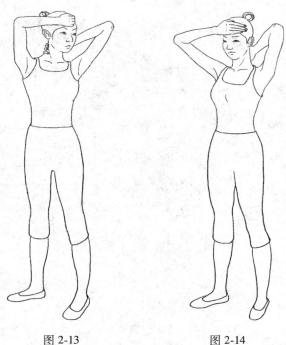

图2-13   图2-14

【第八节】本节动作反复做 20 次。

<步骤一> 头正直,双手交握按在头顶(图 2-7)。

<步骤二> 颈部带动头顺时针缓慢旋转,双手则按在头顶阻止头转动,但头最终转 1 圈(图 2-15)。

<步骤三> 转 1 圈后休息数秒钟,然后再转。反复做 20 次。

<步骤四> 颈部带动头逆时针缓慢旋转,双手按在头顶阻止头转动,但头最终转 1 圈。

<步骤五> 转 1 圈后休息数秒钟,然后再转。反复做 20 次。

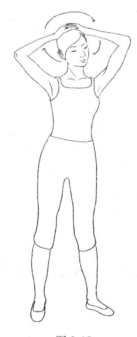

图 2-15

【**第九节**】 本节动作反复做 20 次。

<步骤一> 头后仰到最大程度，双手扶住两腮（图 2-16）。

<步骤二> 头逐渐抬起，并向下低，双手按住两颊阻止头部运动。但头最终抬起并低下（图 2-17）。

<步骤三> 恢复初始姿势。反复做 20 次。

<步骤四> 头低下到最大程度，双手扶住两腮（图 2-17）。

<步骤五> 头逐渐抬起，并向后仰，双手按住两颊阻止头部运动。但头最终抬起并后仰到最大程度（图 2-16）。

<步骤六> 恢复初始姿势。反复做 20 次。

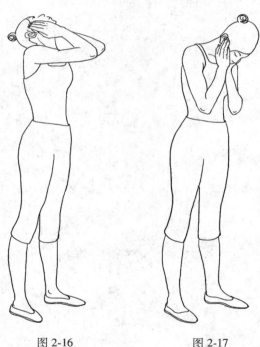

图 2-16　　　　　　　　　图 2-17

三、毛巾训练操

本套毛巾操适合颈椎病病情较轻者，做操时动作要柔和、舒缓。

每天早晚各做一遍。

【第一节】本节动作反复做15～20次。

＜步骤一＞　直立，两脚分开，两手垂于体侧，右手持毛巾中部（图3-1）。

＜步骤二＞　右手举到头上向右划圈摇摆毛巾，做欢迎的姿势，头部跟随向右划圈摇摆（图3-2）。反复做15～20次。

＜步骤三＞　左手持毛巾中部。

＜步骤四＞　左手举到头上向左划圈摇摆毛巾，做欢迎的姿势，头部跟随向左划圈摇摆。反复做15～20次。

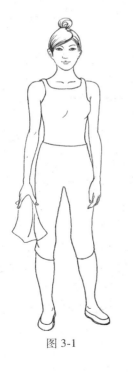

图 3-1

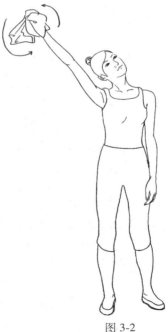

图 3-2

【第二节】本节动作反复做 20 次。

<步骤一> 直立，两脚分开，两手持毛巾两端抻直塞在脖子后面，手心向前（图 3-3）。

<步骤二> 两手持毛巾向左拉，直至左臂伸直，头向左摆，贴近左肩（图 3-4）。

<步骤三> 两手持毛巾向右拉，直至右臂伸直，头向右摆，贴近右肩。

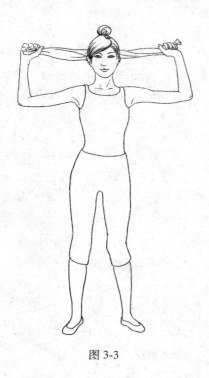

图 3-3

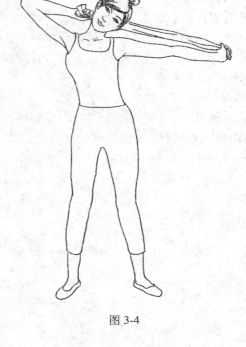

图 3-4

【第三节】本节动作反复做 20 次。

<步骤一>　直立，两脚分开，右手持毛巾一端举于右肩上方，左手持毛巾另一端置于身后左侧（图 3-5）。

<步骤二>　两手上下拉动毛巾，做擦背状，头部跟随前后摆动（图 3-6）。反复做 20 次。

<步骤三>　左手持毛巾一端举于左肩上方，右手持毛巾另一端置于身后右侧。两手上下拉动毛巾，做擦背状，头部跟随前后摆动。反复做 20 次。

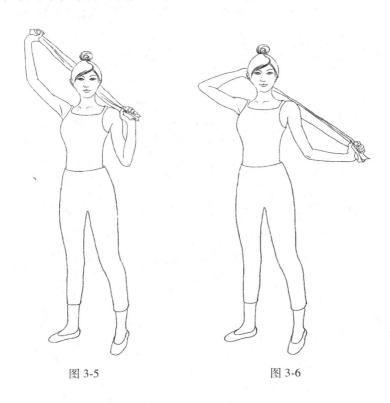

图 3-5　　　　　　　　　　　　　图 3-6

【第四节】 本节动作反复做 10 次。

<步骤一> 直立，两脚分开，两手垂于体侧，右手抓住毛巾中部（图 3-1）。

<步骤二> 右手举于头顶，向前转圈做擦头状，头部跟随转圈摆动（图 3-7）。反复做 10 次。

<步骤三> 右手向后转圈做擦头状，头部跟转圈摆动（图 3-8）。反复做 10 次。

<步骤四> 换由左手抓住毛巾中部。

<步骤五> 左手举于头顶，向前转圈做擦头状，头部跟随转圈摆动。反复做 10 次。

<步骤六> 左手向后转圈做擦头状，头部跟转圈摆动。反复做 10 次。

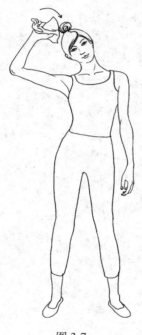

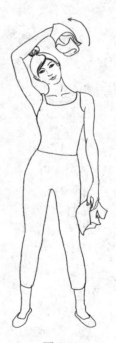

图 3-7   图 3-8

【第五节】本节动作反复做 10 次。

<步骤一>　直立，两脚分开，双手持毛巾两端举于头上，两臂伸直（图 3-9）。

<步骤二>　两手拉紧毛巾向后摆动，同时头向前伸（图 3-10）。反复做 10 次。

<步骤三>　恢复原状。

<步骤四>　两手拉紧毛巾向前摆动，同时头向后伸。反复做 10 次。

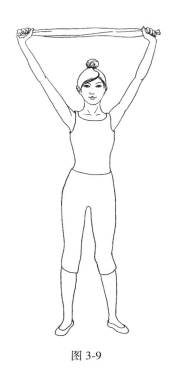

图 3-9

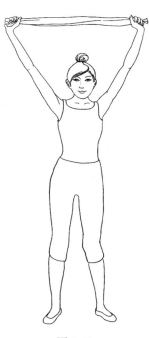

图 3-10

【第六节】本节动作反复做 10 次。

<步骤一>　直立，两脚分开，双手持毛巾两端举于头上，两臂伸直（图 3-9）。

<步骤二>　两手拉紧毛巾向左摆动，同时头向左摆（图 3-11）。

<步骤三>　恢复原状。

以上动作反复做 10 次。

<步骤四>　两手拉紧毛巾向右摆动，同时头向右摆。

<步骤五>　恢复原状。

以上动作反复做 10 次。

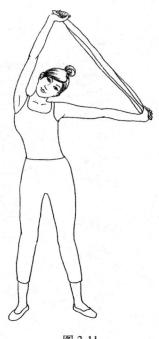

图 3-11

【第七节】本节动作反复做 15~20 次。

<步骤一>　直立，两脚分开，两手垂于体侧，右手持毛巾中部（图 3-1）。

<步骤二>　向下弯腰，右手伸到右脚前转圈摆动做擦鞋状，同时头部跟随转圈摆动（图 3-12）。反复做 15~20 次。

<步骤三>　换由左手持毛巾中部。

<步骤四>　向下弯腰，左手伸到左脚前转圈摆动做擦鞋状，同时头部跟随转圈摆动。反复做 15~20 次。

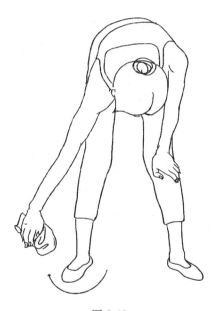

图 3-12

【第八节】本节动作反复做 20 次。

<步骤一>   直立，两脚分开，两手持毛巾两端兜在身后（图 3-13）。

<步骤二>   双手左右拉动做擦后身状，同时头部跟随左右水平摆动（图 3-14）。

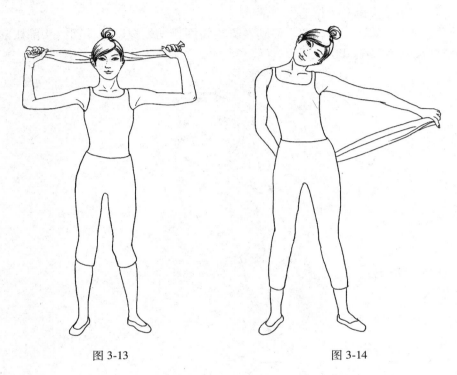

图 3-13   图 3-14

四、床上训练操

此操躺在床上做即可，适合颈椎病病情较重的患者，做操时动作要柔和、舒缓。

每天早晚各做一遍。

【第一节】本节动作反复交叉做 20 次。

<步骤一> 仰卧，两手置于体侧。眼望上方（图 4-1）。

<步骤二> 头向左转 90 度（图 4-2）。

<步骤三> 恢复原状。

<步骤四> 头向右转 90 度。

<步骤五> 恢复原状。

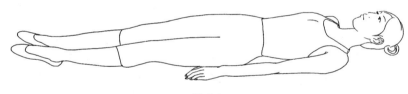

图 4-1

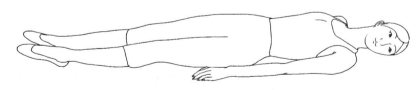

图 4-2

【第二节】 本节动作反复做 20 次。

<步骤一>　仰卧，两手置于体侧（图 4-1）。

<步骤二>　头向上抬起到最大程度（图 4-3）。

<步骤三>　恢复原状。

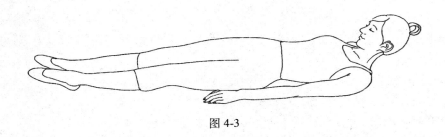

图 4-3

【第三节】 本节动作反复做 10~15 次。

<步骤一>　仰卧，两手置于体侧（图 4-1）。

<步骤二>　两臂在胸前抱紧，头抬起（图 4-4）。

<步骤三>　恢复原状。

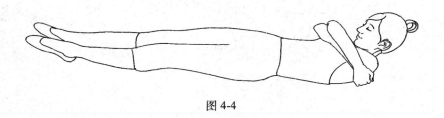

图 4-4

【第四节】 本节动作反复做 20 次。

<步骤一>　仰卧，脖子下垫一小枕头，头部放平，两手置于体侧（图 4-5）。

<步骤二>　头向下仰到最大程度（图 4-6）。

<步骤三>　恢复原状。

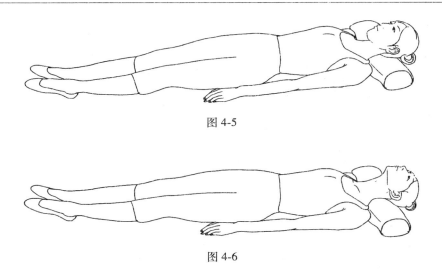

图 4-5

图 4-6

【第五节】 本节动作反复做 10 次。

<步骤一>　仰卧，脖子下垫一小枕头，两肘弯曲置于胸前（图 4-7）。

<步骤二>　两肘向下摆动，接触床铺，同时脖子同上挺（图 4-8）。

<步骤三>　恢复原状。

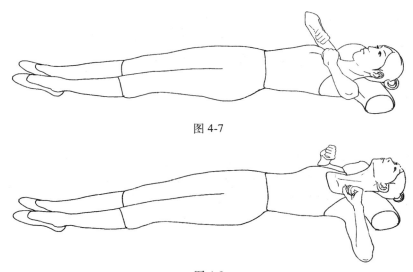

图 4-7

图 4-8

【第六节】本节动作反复做 10 次。

<步骤一> 仰卧，两手置于头顶，两臂伸直（图 4-9）。

<步骤二> 两臂向上举起，同时头和两脚也向上抬起（图 4-10）。

<步骤三> 恢复原状。

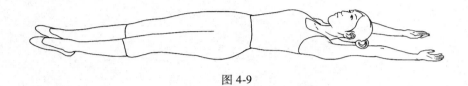

图 4-9

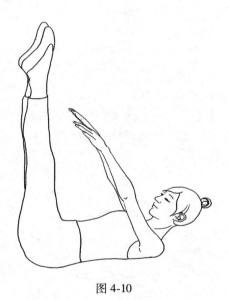

图 4-10

【第七节】本节动作反复做 10 次。

<步骤一> 仰卧，脖子下垫一小枕头，头部放平，两手置于体侧（图 4-5）。

<步骤二> 头部缓慢向左转（图 4-11）。

<步骤三> 恢复原状。

<步骤四> 头部向右缓慢转。

<步骤五> 恢复原状。

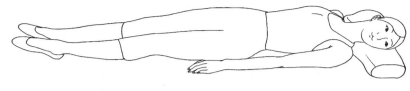

图 4-11

【第八节】本节动作反复做 20 次。

<步骤一> 俯卧，脸部朝下，两手置于体侧（图 4-12）。

<步骤二> 头向上抬起到最大程度（图 4-13）。

<步骤三> 恢复原状。

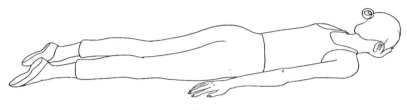

图 4-12

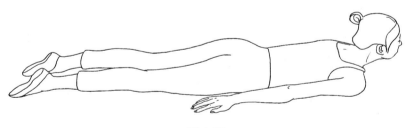

图 4-13

【第九节】本节动作反复做 10 次。

<步骤一> 俯卧，脸部朝下，两手置于体侧（图 4-12）。

<步骤二> 两手向后扳起，同时脖子同下挺（图 4-14）。

<步骤三> 恢复原状。

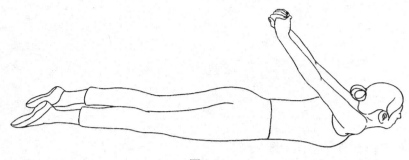

图 4-14

【第十节】本节动作反复做 10~15 次。

<步骤一>　俯卧，两肘支起前胸，头部平直（图 4-15）。

<步骤二>　上身向后缩，同时脖子向后缩（图 4-16）。

<步骤三>　恢复原状。

<步骤四>　上身向前伸，同时脖子向前伸（图 4-17）。

<步骤五>　恢复原状。

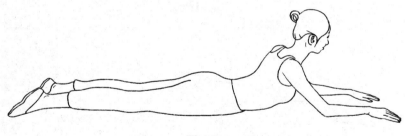

图 4-15

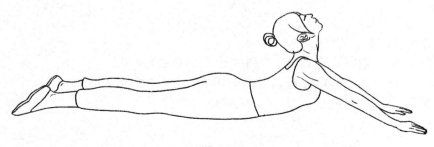

图 4-16

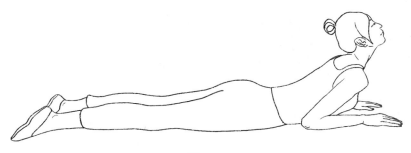

图 4-17

【第十一节】本节动作反复做 10~15 次。

<步骤一>　俯卧，两肘支起前胸，头部平直（图 4-18）。

<步骤二>　身体不动，头向下低，面额贴近床面（图 4-19）。

<步骤三>　恢复原状。

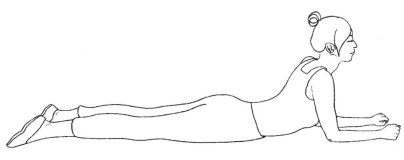

图 4-18

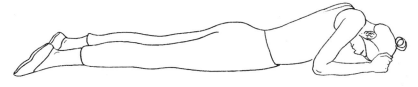

图 4-19

【第十二节】本节动作反复做 20 次。

<步骤一> 左侧卧，头平直（图 4-20）。

<步骤二> 头向上抬起，接近右肩（图 4-21）。

<步骤三> 恢复原状。

以上动作反复做 20 次。

<步骤四> 右侧卧，头平直。

<步骤五> 头向上抬起，接近左肩。

<步骤六> 恢复原状。

以上动作反复做 20 次。

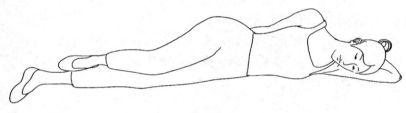

图 4-20

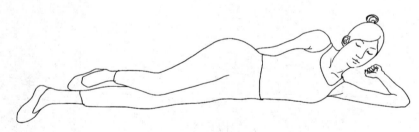

图 4-21

五、哑铃训练操

此操适合颈椎病病情较轻者的患者。做操时可稍用力，动作幅度大些。所用哑铃要轻一些，以毫不费力就能挥动为好。做操时动作要柔和、舒缓。

每天早晚各做一遍。

【第一节】本节动作反复做 10 次。注意头动时动作不要过猛，以免头晕。

<步骤一>　直立，两脚分开，两手持哑铃置于体侧，手掌向前（图 5-1）。

<步骤二>　两小臂向上弯曲，让哑铃贴近胸前，同时头向前低，下巴尽量贴近胸前（图 5-2）。

<步骤三>　双臂向下张开，头尽量向后仰（图 5-3）。

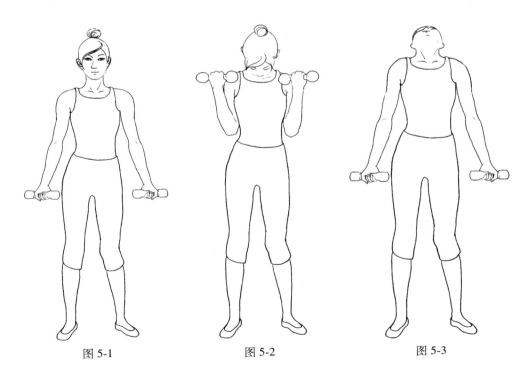

图 5-1　　　　　　　　　　图 5-2　　　　　　　　　　图 5-3

【第二节】本节动作反复做 10 次。

<步骤一>　直立，两脚分开，两手持哑铃置于腿两侧，手掌向后（图 5-4）。

<步骤二>　两臂向前平举，同时上身前屈 90 度，头向下垂（图 5-5）。

<步骤三>　上身抬起，两臂挥向身后，头向后仰（图 5-6）。

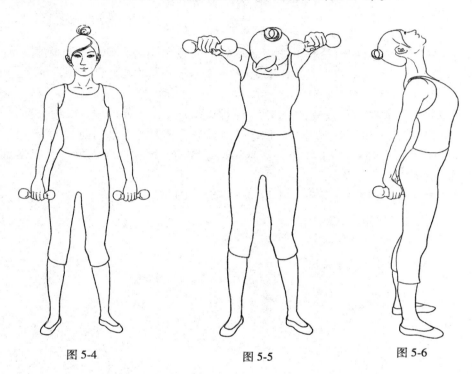

图 5-4　　　　　　　　　　图 5-5　　　　　　　　　　图 5-6

【第三节】本节动作反复做 10 次。

<步骤一>　直立，双手持哑铃平举于胸前，胳膊伸直（图 5-7）。

<步骤二>　右臂向右水平挥动，成一字形，头随之右转，眼望哑铃（图 5-8）。

<步骤三>　恢复原状。

<步骤四>　左臂向左水平挥动，成一字形，头随之左转，眼望哑铃。

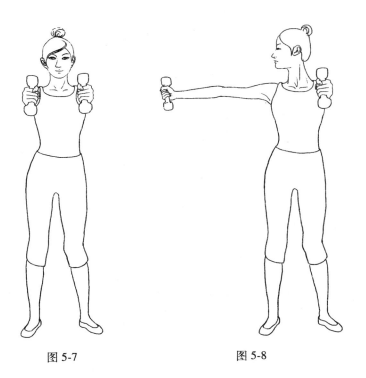

图 5-7　　　　　　　　　　图 5-8

【第四节】本节动作反复做 10 次。

<步骤一>　直立，两脚分开，双手持哑铃贴近胸前（图 5-9）。

<步骤二>　左臂向左水平伸直，头向左倾，靠近左肩（图 5-10）。

<步骤三>　恢复原状。

<步骤四>　右臂向右水平伸直，头向右倾，靠近右肩。

<步骤五>　恢复原状。

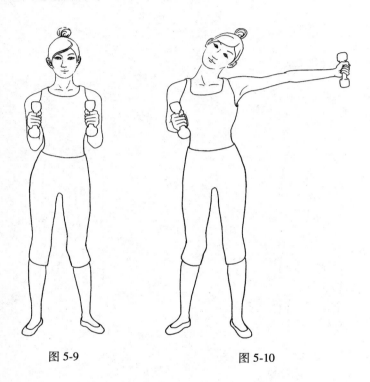

图 5-9　　　　　　　　　　　　图 5-10

【**第五节**】本节动作反复做 10 次。

<步骤一>　直立，双手持哑铃置于体侧，掌心向内（图 5-11）。

<步骤二>　右臂向右上方举起，右手扭动划圈，头向右上方摆动（图 5-12，图 5-13）。反复做 10 次。

<步骤三>　左臂向左上方举起，左手扭动划圈，头向左上方摆动。反复做 10 次。

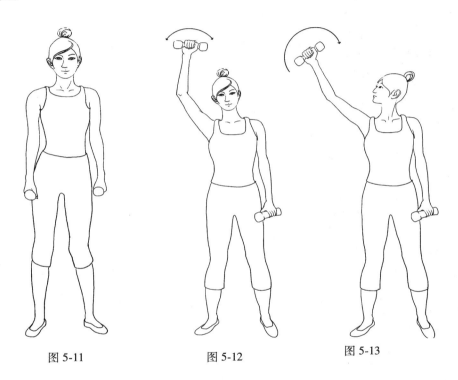

图 5-11　　　　　　　　　　图 5-12　　　　　　　　图 5-13

【第六节】 本节动作反复做 10 次。

<步骤一> 直立，两脚分开，双手持哑铃置于体侧，掌心向外（图 5-14）。

<步骤二> 右臂向头上摆动，将上身压向左弯，头向左倾，贴近左肩（图 5-15）。

<步骤三> 恢复原状。

以上动作反复做 10 次。

<步骤四> 左臂向头上摆动，将上身压向右弯，头向右倾，贴近右肩。

<步骤五> 恢复原状。

以上动作反复做 10 次。

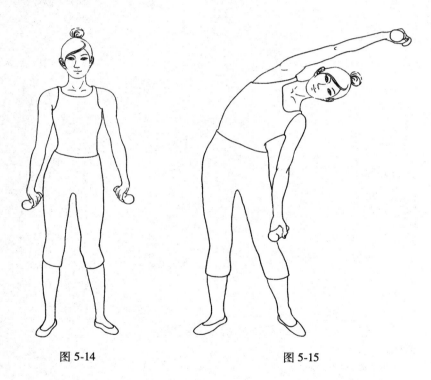

图 5-14   图 5-15

【第七节】本节动作反复做 10 次。

<步骤一>　直立，两脚分开，双手持哑铃举于肩上（图 5-16）。

<步骤二>　双手向上举起哑铃，手臂伸直，头向上仰起，眼望哑铃（图 5-17）。

<步骤三>　双手收回垂下，同时头低下，下巴贴近胸前（图 5-18）。

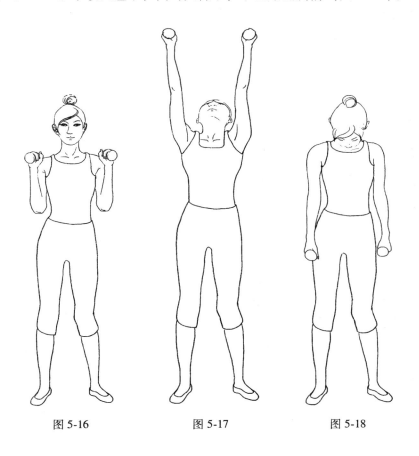

图 5-16　　　　　　　　　图 5-17　　　　　　　　　图 5-18

【第八节】本节动作反复做 10 次。

<步骤一> 直立，两脚分开，双手持哑铃置于体侧，掌心向内（图 5-11）。

<步骤二> 双手向内举起，哑铃贴近腋窝，肩向上端起，头向下缩（图 5-19）。

<步骤三> 恢复原状。

<步骤四> 双臂向上伸开，同时头向后伸（图 5-20）。

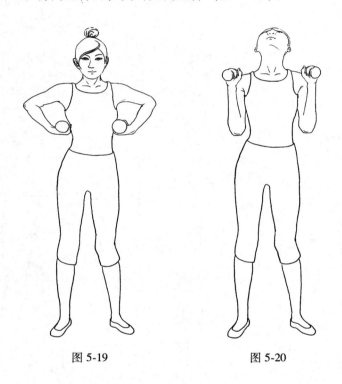

图 5-19　　　　　　　　　　　图 5-20

【**第九节**】本节动作反复做 10 次。

<步骤一>　直立，两脚分开，双手持哑铃置于体侧，掌心向内（图 5-11）。

<步骤二>　双臂自两侧向上抬起，头向后仰（图 5-21）。

<步骤三>　双臂放下，同时头低下，下巴贴近胸前（图 5-18）。

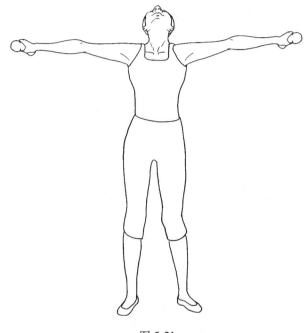

图 5-21

【第十节】本节动作反复做10次。

<步骤一> 直立，两脚分开，上身前倾90度，双手持哑铃下垂（图5-22）。

<步骤二> 双手左右平举起，头向上抬（图5-23）。

<步骤三> 双手放下，头低下（图5-24）。

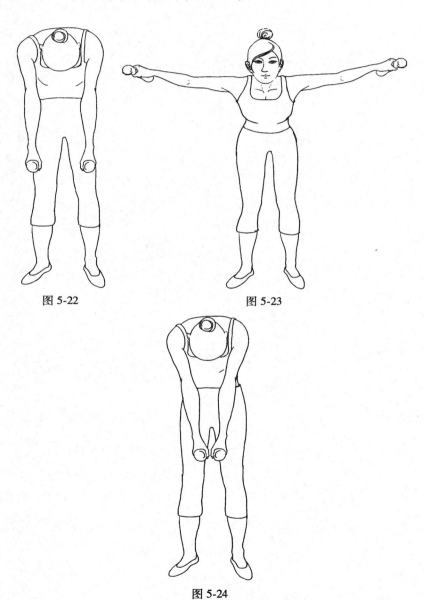

图5-22   图5-23

图5-24

【第十一节】本节动作反复做 10 次。

<步骤一>　直立，两脚分开，双手持哑铃置于体侧，手心向后（图 5-4）。

<步骤二>　左手上抬至头侧，头向右摆（图 5-25）。

<步骤三>　右手上抬至头侧，头向左摆。

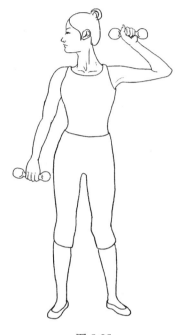

图 5-25

【第十二节】本节动作反复做 10 次。

<步骤一>　直立，两脚分开，两手持哑铃置于体侧（图 5-11）。

<步骤二>　两手向身后摆动，轻碰哑铃，同时头向前伸（图 5-26）。

<步骤三>　两手向前摆动，轻碰哑铃，同时头向后伸（图 5-27）。

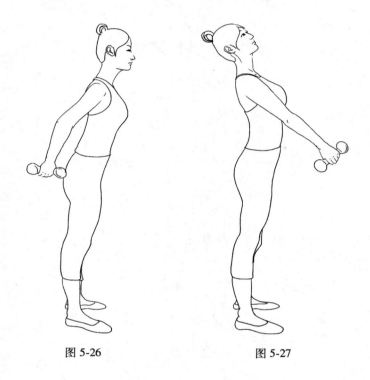

图 5-26　　　　　　　　　　　　图 5-27

六、椅上训练操

此操适合在办公室工作的人群，做操时的动作要柔和、舒缓。
每天早晚各做一遍。

【第一节】本节动作反复交叉做 20 次。

<步骤一> 坐在椅上，头正直，两手叉腰（图 6-1）。

<步骤二> 头向左偏，贴向左肩（图 6-2）。

<步骤三> 恢复原状。

<步骤四> 头向右偏，贴向右肩。

<步骤五> 恢复原状。

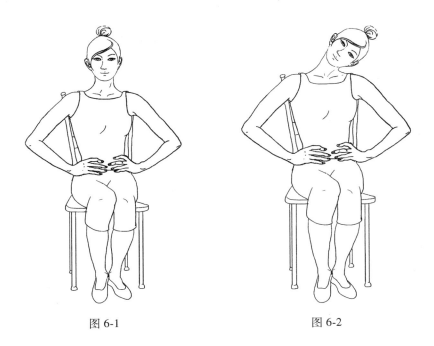

图 6-1   图 6-2

【第二节】本节动作反复交叉做 20 次。

<步骤一>　坐在椅上，头正直，两手叉腰（图 6-1）。

<步骤二>　头向前低，下巴贴近前胸（图 6-3）。

<步骤三>　恢复原状。

<步骤四>　头向后仰，到最大程度（图 6-4）。

<步骤五>　恢复原状。

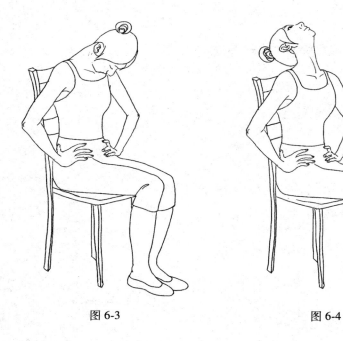

图 6-3　　　　　　　　　　　　　　　图 6-4

【第三节】本节动作反复交叉做 20 次。

<步骤一>　坐在椅上，头正直，两手叉腰（图6-1）。

<步骤二>　头向左转到最大程度（图6-5）。

<步骤三>　恢复原状。

<步骤四>　头向右转到最大程度。

<步骤五>　恢复原状。

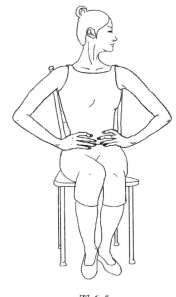

图 6-5

【第四节】本节动作反复交叉做 10 次。

<步骤一> 坐在椅上，头正直，两手叉腰（图 6-1）。

<步骤二> 头顺时针旋转 1 圈（图 6-6、图 6-7）。

<步骤三> 头逆时针旋转 1 圈。

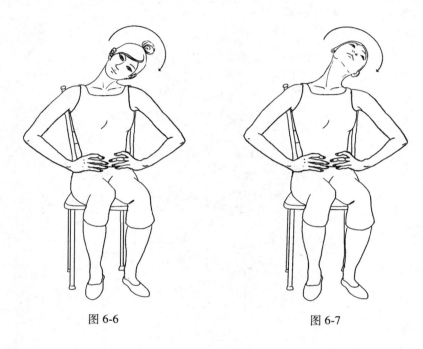

图 6-6   图 6-7

【第五节】本节动作反复交叉做 20 次。

<步骤一>　坐在椅上，头正直，两手叉腰（图 6-1）。

<步骤二>　下巴向前伸（图 6-8）。

<步骤三>　恢复原状。

<步骤四>　脖子向后顶。

<步骤五>　恢复原状。

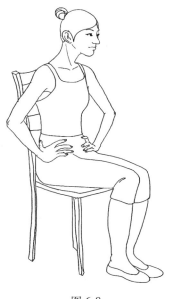

图 6-8

【第六节】 本节动作反复交叉做 20 次。

<步骤一> 坐在椅上，头正直，两手叉腰（图 6-1）。

<步骤二> 头向左上方抬起，眼望左上方（图 6-9）。

<步骤三> 恢复原状。

<步骤四> 头向右上方抬起，眼望右上方。

<步骤五> 恢复原状。

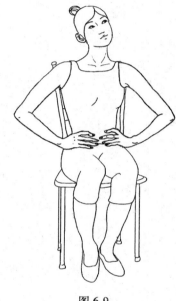

图 6-9

【第七节】本节动作反复做 20 次。

<步骤一> 坐在椅上，头正直，两手叉腰（图 6-1）。

<步骤二> 头向左下方倾斜，眼望左下方（图 6-10）。反复做 20 次。

<步骤三> 恢复原状。

<步骤四> 头向右下方倾斜，眼望右下方。反复做 20 次。

<步骤五> 恢复原状。

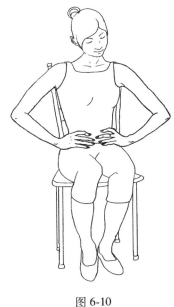

图 6-10

【第八节】本节动作反复做 20 次。

<步骤一>　坐在椅上，头正直，两肘肩侧向上弯曲（图 6-11）。

<步骤二>　向后抻肩，同时脖子向前伸（图 6-12）。

<步骤三>　恢复原状。

以上动作反复做 20 次。

<步骤四>　向前摆肩，同时脖子后顶（图 6-13）。

<步骤五>　恢复原状。

以上动作反复做 20 次。

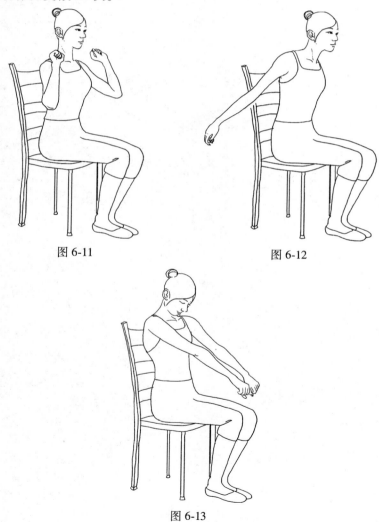

图 6-11　　　　　　　　　　　图 6-12

图 6-13

【第九节】 本节动作反复做 10 次。

<步骤一> 坐在椅上，两手握拳平举于腰侧（图 6-14）。

<步骤二> 双手向上举起，同时脖子向下缩（图 6-15）。

<步骤三> 恢复原状。

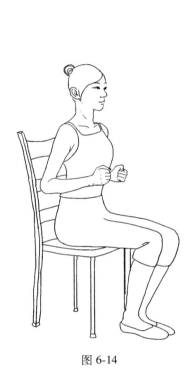

图 6-14

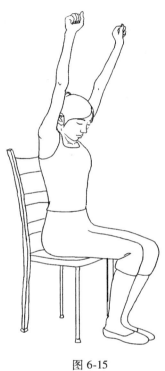

图 6-15

【第十节】 本节动作反复做 10 次。

<步骤一> 坐在椅上，两手叉腰（图 6-1）。

<步骤二> 两手向下伸，同时脖子上挺（图 6-16）。

<步骤三> 恢复原状。

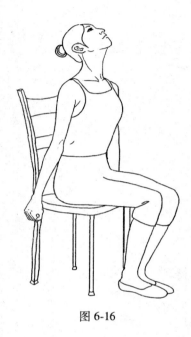

图 6-16

【第十一节】本节动作反复做 10 次。

<步骤一> 坐在椅子上，两手垂于体侧（图 6-17）。

<步骤二> 两肩向上耸，同时脖子下缩（图 6-18）。

<步骤三> 恢复原状。

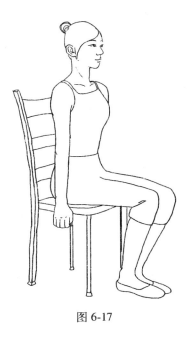

图 6-17

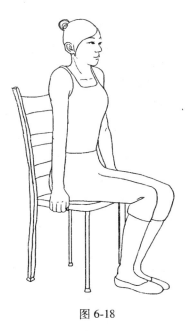

图 6-18

七、康复保健操

【适应证】各型颈椎病患者症状基本缓解期。

【禁忌证】颈椎病症状急性发作期或有进行性脊髓受压症状时。

【准备姿势】第一节至第十二节为坐位或站立位，第十三节、十四节为站立位。头颈位于中立位。

【注意事项】

1. 练习时自然呼吸。

2. 练习量每个动作重复 5~8 次，每日练习 1~2 次。

3. 动作应轻松平稳，每一个动作完成后头部都要回到准备姿势。

4. 练习后如感觉疼痛或眩晕，提示动作过快或幅度过大，应适当减慢速度或减小幅度，症状加重时应停止练习。

5. 有眩晕症状者，头部转动应缓慢。

【第一节】

<步骤一> 颈部前屈（图 7-1）。

<步骤二> 颈部后伸（图 7-2）。

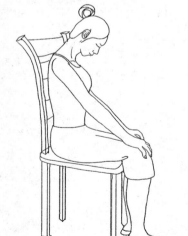 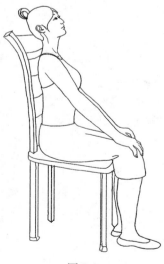

图 7-1　　　　　　　　　　　图 7-2

【第二节】

<步骤一> 颈部向左侧屈（图 7-3）。

<步骤二> 颈部向右侧屈。

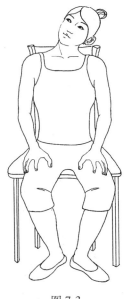

图 7-3

【第三节】

<步骤一>　颈部向左侧转动（图 7-4）。

<步骤二>　颈部向右侧转动。

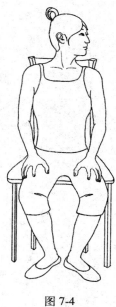

图 7-4

【第四节】

<步骤一>　颈部向左侧转动后，再前屈（图 7-5）。

<步骤二>　颈部向左侧转动后，再后伸（图 7-6）。

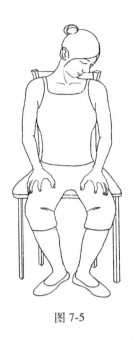
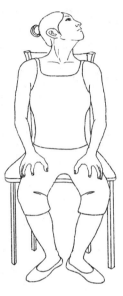

图 7-5　　　　　　　　　　　图 7-6

【第五节】

<步骤一>　颈部向右侧转动后，再前屈（图 7-7）。

<步骤二>　颈部向右侧转动后，再后伸（图 7-8）。

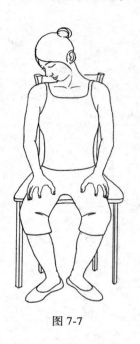 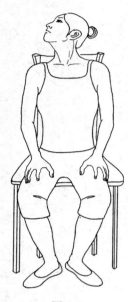

图 7-7　　　　　　　　　　　　　图 7-8

【第六节】

<步骤一> 颈部向左侧屈，左手经头顶上方触右耳，帮助侧屈（图 7-9）。

<步骤二> 恢复原状。

<步骤三> 向相反方向进行操作。

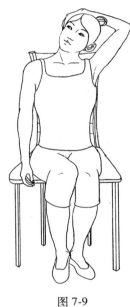

图 7-9

【第七节】

下颌内收。头颈部于中立位，下颌尽量向身体靠拢（图7-10）。

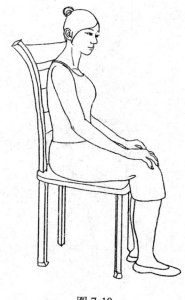

图 7-10

【第八节】

耸肩。头颈部于中立位，两侧肩同时尽量向上耸（图7-11）。

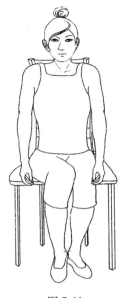

图 7-11

【第九节】

手握拳放在额部，同时，头前屈，互相抵抗，持续 5~8 秒后放松（图 7-12）。

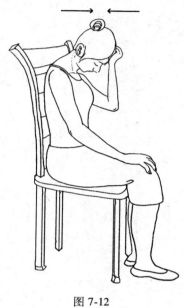

图 7-12

【第十节】

两手手指交叉抱头，向前用力；同时，头后仰，互相抵抗，持续 5~8 秒后放松（图 7-13）。

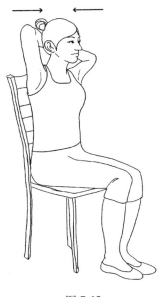

图 7-13

【第十一节】

双手掌托住下颌，上抬；同时，低头，下颌下压，互相抵抗，持续 5~8 秒后放松（图 7-14）。

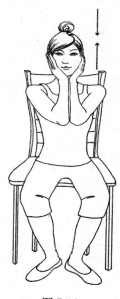

图 7-14

【第十二节】

颈部自我牵引。头部于中立位；一手托住枕部，另一手托住下颌部；双手同时慢慢向上用力牵引；维持 5~8 秒后慢慢放松（图 7-15）。

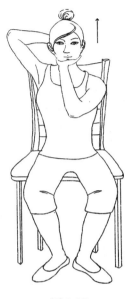

图 7-15

【第十三节】

<步骤一>　左手在头上方向上托举，右手在身体一侧向下压，形成上、下对抗性伸展；同时，头向左上方转动，眼看左手（图7-16）。

<步骤二>　向相反方向进行操作。

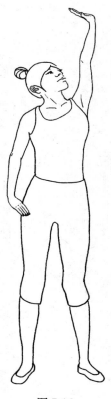

图 7-16

【第十四节】

双手在头上方，手指交叉，掌心向上，同时，抬头眼视双手（图 7-17）。

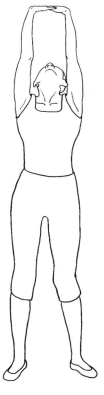

图 7-17

八、颈椎保健操

练习本套颈椎保健操，可加强颈部肌肉的运动，提高肌肉的力量与耐力，增强对颈椎的保护功能，改善颈肩部血液循环，辅助消炎止痛、恢复颈部功能等。

颈椎保健操共七节。

【第一节】拍击督脉操。可释放上半身疲劳，活络双臂及相关经穴。

<步骤一> 两腿分立，两臂自然下垂。

<步骤二> 右臂上举屈肘以掌心拍打颈后"大椎穴"，同时左臂屈肘以掌背拍击腰部"命门穴"（图 8-1）。

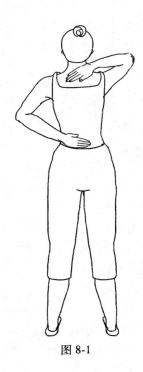

图 8-1

<步骤三> 头颈部随着拍打动作微微转动（右手拍颈时转向左，反之亦然），力道要轻重适宜。

<步骤四> 一左一右为 1 次，速度整齐，不宜过快而自成节律，连续拍打 10～20 次。

注意事项：本功法基本要求站着做，因为直立比坐着更有利于整体经脉气血的畅通。在拍击颈部穴位时，掌心微凹，稍微用点力拍下去，最好能拍出声音，让经脉之气可以振发出来。相反，在拍击背部、腰部时，要用手背去拍打命门穴，力量不宜太重。假如拍时动作艰难、沉重、艰涩不利落，可能预示你的颈肩肘腕等关节已经僵硬老化，更需要有耐心来练习强化。

【第二节】 缩颈耸肩操。可加强颈肩部肌肉力量，促进经络气血之循环代谢。

<步骤一> 两腿分立，双手垂腰（图 8-2）。

<步骤二> 双肩向上收缩成"耸肩"姿势。

<步骤三> 在耸肩同时头颈向下收缩（图 8-3）。保持姿势 5 秒以上。重复做 12～16 次。

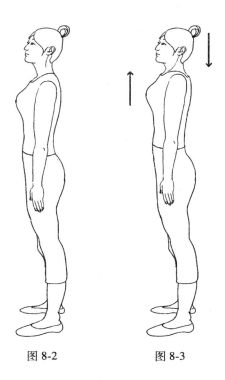

图 8-2　　　　　　　　图 8-3

【第三节】伸颈拔背操。可改善肩颈部肌肉柔韧性，疏通经络气血，缓解酸痛疲劳。

<步骤一>　两腿分立，双手叉腰。

<步骤二>　头向上伸，如头顶球状（图8-4）。双肩同时向下沉。保持姿势3~5秒，重复做12~16次。

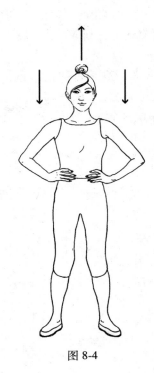

图 8-4

【第四节】前伸探海操。可缓解颈椎僵硬，加强颈部肌肉的伸缩弹性，同时缓解眼睛疲劳，放松眼睫状肌。

<步骤一> 两腿分立，两手叉腰（图8-5）。

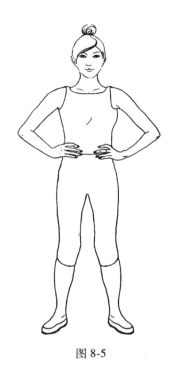

图 8-5

<步骤二> 头颈向前并转向右前方伸展，双目向前、下视，如窥探海底之状（图8-6）。

<步骤三> 维持姿势3~5秒，然后向左做一次（图8-7）。左右交替各做6~8次。

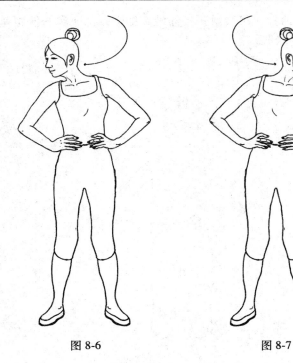

图 8-6   图 8-7

【第五节】托天按地操。可疏通手三阳、手三阴经经气，同时增强双臂力量及伸展功能。

　　<步骤一>　两腿并立，两臂自然下垂（图8-8）。

　　<步骤二>　右肘屈曲，逐渐向上提起。翻掌向上托出，使手臂伸直，掌心向天（图8-9、图8-10）。

　　<步骤三>　左手臂微屈，用力向下按，头同时后仰，向上看天（图8-11）。

　　<步骤四>　维持姿势2~3秒，然后换手做1次，左右交替各做6~8次。

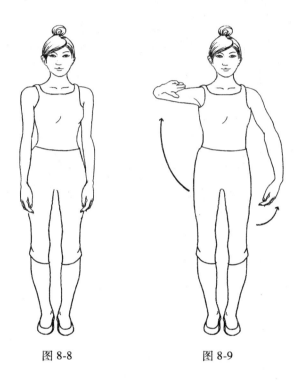

图 8-8　　　　　　　　　　　　图 8-9

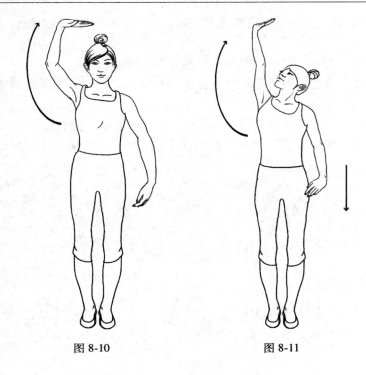

图 8-10　　　　　　　　　　　图 8-11

【第六节】回头望月操。可改善颈椎、腰椎及整体躯干的旋转功能，提高柔韧性，并疏通侧身经脉。

<步骤一>　两腿分立、微屈，两臂自然下垂（图 8-12）。

<步骤二>　右手置头后，左手置腰背（图 8-13）。

<步骤三>　上半身前倾 45 度并向左后旋转，双眼随头部旋转而目视后上方，似望身后当空明月般（图 8-14、图 8-15）。

<步骤四>　维持姿势 5~10 秒，然后向右边做 1 次，左右各做 6~8 次。

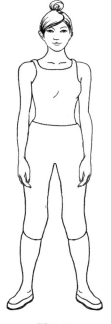

图 8-12

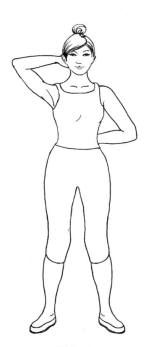

图 8-13

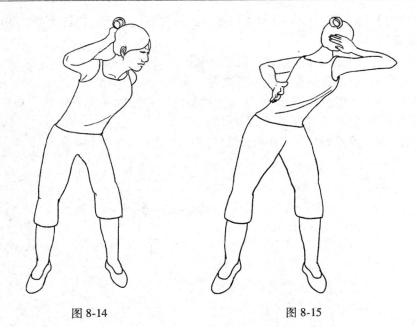

图 8-14　　　　　　　　　　　　　　　图 8-15

【第七节】 与项争力操。可改善颈肩部核心肌群的功能，增加相关肌肉的力量和耐力，疏经通络，畅通气血。

<步骤一> 双手十指交叉置于头后，两腿分立（图 8-16）。

<步骤二> 头用力后仰，两手同时给头一定的阻力。保持姿势 5~10 秒（图 8-17）。

<步骤三> 姿势还原，重复做 12~16 次。

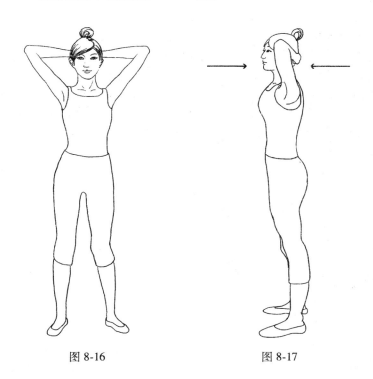

图 8-16   图 8-17

九、颈肌松展操

颈肌松展操是专为颈型颈椎病患者康复而编排的。

颈肌松展操共五节。

【第一节】 "望天摘月" 20 次。重复 2~3 遍。

<步骤一> 立位。目视前方，深呼吸。两足自然分开同肩宽。

<步骤二> 两臂平伸，慢慢举过头顶，两掌相对，但不相贴；抬头挺身，仰望天空，想象有一轮 "明月" 当空，欲伸双手去 "摘"，双臂使劲向左上方伸举，踮起脚尖，头转向左，维持数秒；再将双手向右上方伸举，头向右转，也维持数秒。一左一右 "望天摘月" 计 1 次。共 20 次。双目始终追着 "明月" 走（图 9-1）。

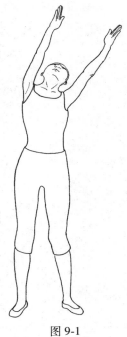

图 9-1

作用：加强伸颈、转颈、抬头活动，克服 "低头综合征"。长时间屈颈的疲劳与肌力失衡，放松屈颈肌肉；增进胃肠蠕动，有助消化与排泄功能；强化展臂肌与腹肌肌力。

注意：练习时应富于想象，仿佛皓月当空，似在眼前，欲"摘"而遥不可及，又锲而不舍，"摘"月不已，在不知不觉中完成本操规定动作。练毕一遍可休息半分钟，再来第二遍。如感到颈酸、肩胀与腹紧属正常反应，不必介意。

【第二节】"仙鹤亮翅"20 次。重复 2~3 遍。

<步骤一> 立正，双手贴于大腿侧，自然放松，目视正前方。

<步骤二> 吸气，右腿向右侧横跨一步，与肩宽；双手由体侧向前平举；双上肢再屈肘外展肩，双手掌向下，指尖相对，回收至胸前胸骨角水平，双臂基本与肩平；头缓慢上仰至最大限度，吐气。再吸气，用气发力将双肩肘向左右尽力横展，带动双手指尖在水平位相反分离，至最大限度，目视上方。然后头、手回中立位，吐气。计 1 次。如此共 20 次。

作用：整节动作犹如"仙鹤亮翅"，舒展头、颈、肩、肘等各部肌肉，使颈肩部僵直、板结的肌肉、韧带得到松解，获得轻松感觉；同时活动头颈与上肢各关节，使颈椎病、肩周炎和网球肘等慢性病得到康复。

注意：按中医理论，本操以"大椎"穴为核心，以颈椎为轴，气吐纳至左右肩臂，乃至手掌前后，对颈、肩、背、肘、肋的肌肉及软组织损伤，筋腱等软组织粘连、挛缩及关节强直，起到松弛缓解作用。练习时，应注重意守丹田，吐纳与动作合一，结构紧凑，动作舒展朴实自然，将意、气、力融合贯通，"发力"富有弹性，动作柔和优雅，进退自如。

【第三节】"双龙戏珠"20 次。重复 2~3 遍。

<步骤一> 以扶他林软膏涂抹颈后部，特别是颈椎棘突部。

<步骤二> 以左手食、中指指肚，沿颈椎 3~7 棘突先自上而下、后自下而上点压按揉，同时稍带左右滑动，如此过程计 1 次，共 10 次。

<步骤三> 换右手食、中指以同法操作 10 次。合计 20 次。

<步骤四> 用电吹风之热风对颈后慢慢吹热，边吹边转动头颈，时间约 5 分钟。

作用：通过局部按摩和热疗，改善血液循环，松解颈后肌粘连，并对解除颈部疼痛与改善颈部活动有一定作用。

注意：电吹风距离以热度能够忍受为宜，防止烫伤皮肤。

【第四节】"耸肩动颈"20 次。重复 2~3 遍。

<步骤一> 端正站立，双手下垂，双肩同时在抖动中上耸，并左右转动头颈，共 10 次。

<步骤二> 端正站立，双手下垂，换双肩抖动上耸时辅以头颈前俯后仰动作，也 10 次。合计 20 次。

作用：松弛颈、肩部软组织；活动颈椎及肩部关节；改善颈、背、肩、上肢血液循环；消除颈痛、肩酸与手指麻木等症状。

【第五节】"交叉拍颈" 20 次。重复 2~3 遍。

<步骤一> 直立，抬头挺胸。

<步骤二> 以左手托起右肘臂，从头前方以右手拍打左侧颈肩部软组织，共 10 次。

<步骤三> 同法，换右手托起左肘臂，从头前方以左手拍打右侧颈肩部软组织，也 10 次。合计 20 次。拍打时头颈部同时做回旋运动。

作用：改善颈、肩部血液循环，促进新陈代谢，有助于消炎止痛、活血化瘀、松解粘连、提神醒脑、改善头晕目眩等症状。